糖尿病中西医健康管理全书

主　审　张发荣

主　编　唐咸玉

副主编　朱胜伶　谢雯雯　曾慧妍

编　委　（以姓氏笔画为序）

石彩霞　龙晓静　江　涛　孙　璐

李　倩　杨园萍　杨彩凤　何　柳

何嘉莉　张　鹏　郑如兰　夏亚情

鲍丽丽

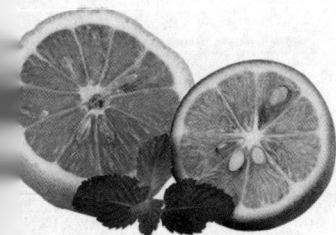

中国中医药出版社
·北京·

图书在版编目（CIP）数据

糖尿病中西医健康管理全书 / 唐咸玉主编 . —北京：
中国中医药出版社，2022.8
ISBN 978-7-5132-6744-1

Ⅰ . ①糖…　Ⅱ . ①唐…　Ⅲ . ①糖尿病－中西医结合疗法
Ⅳ . ① R587.105

中国版本图书馆 CIP 数据核字（2021）第 014725 号

融合出版说明

本书为融合出版物，微信扫描右侧二维码，关注"悦医
家中医书院"微信公众号，即可访问相关数字化资源和
服务。

中国中医药出版社出版

北京经济技术开发区科创十三街 31 号院二区 8 号楼
邮政编码　100176
传真　010-64405721
三河市同力彩印有限公司印刷
各地新华书店经销

开本 710×1000　1/16　印张 13　字数 199 千字
2022 年 8 月第 1 版　2022 年 8 月第 1 次印刷
书号　ISBN 978 – 7 – 5132 – 6744 – 1

定价　59.00 元
网址　www.cptcm.com

服 务 热 线　010-64405510
购 书 热 线　010-89535836
维 权 打 假　010-64405753

微信服务号　zgzyycbs
微商城网址　https://kdt.im/LIdUGr
官 方 微 博　http://e.weibo.com/cptcm
天猫旗舰店网址　https://zgzyycbs.tmall.com

前　言

　　随着生活方式、膳食结构改变及人口老龄化，我国糖尿病的患病率正呈逐年增高趋势。《中国 2 型糖尿病防治指南（2020 年版）》的数据显示，目前我国成人 2 型糖尿病的患病率已经达到 11.2%，而且糖尿病的治疗率（32.2%）和控制率（49.2%）仍处于较低水平。

　　糖尿病表面看是血糖值升高，实际上危害广泛：由糖尿病引起的酮症酸中毒、高渗性非酮症糖尿病昏迷，若救治不及时死亡率极高；而在慢性并发症当中，心脑血管并发症是最主要的致死原因。此外，糖尿病患者发生视网膜病变、神经病变、肾脏损害、下肢截肢的概率均显著高于非糖尿病患者。这些损害不仅严重威胁患者的身体健康，还给家庭、社会带来了沉重的经济负担。

　　糖尿病作为一种慢性全身性疾病，绝大部分患者需要终身治疗，但它也并没有那么可怕，虽然绝大部分不能治愈，但却是可以控制的。病情控制好了，患者完全可以像正常人一样学习、工作和生活。

　　早发现、早干预、规范的自我管理是防控糖尿病及其并发症的有效途径。糖尿病治疗的共识方案被比喻为"五驾马车"，即健康宣传教育、饮食治疗、运动疗法、药物治疗和糖尿病的自我监测五个方面，而"五驾马车"能否有效运行有赖于患者的积极参与及自我管理。

　　为了帮助大众更好地防控糖尿病，指导广大糖尿病患者进行自我健康管理，我们编写了《糖尿病中西医健康管理全书》。本书的特点有三。

　　其一是中西合璧。本书既全面讲述了糖尿病最前沿的治疗方案及管理方法，同时我们也通过查阅古籍经典，并结合临床实践总结出一套居家可行、简单易学的保健方法，凸显传统中医药的疗效与作用。"中西合璧"的"中"体现于融入中医精髓"调养"的理念，介绍了多种中医外治内服的方法，如穴位按摩、穴位贴敷、耳穴压豆、食疗、中药汤剂等，以提升身体正气，激发自身的功能，达到防病治病的目的。其"西"体现在本书结合国内外最新的相关指南、建议、专家共识及专科医生的临床经验，融合糖尿病慢病管理的理念，全面详细地介绍了糖尿病及并发症的病因、诊断、西医治疗方案，以及如何进行饮食、运动管理等知识。本书旨在为广大糖尿病患者提供个体化的管理方案，全方位、多角度地指导患者科学用药、科学管理、科学防治，降低糖尿病并发症的发生风险，减少糖尿病及并发症对健康的危害。

其二是内容包罗万象、层次分明、通俗易懂。大到治疗方案、名医名家治疗经验，小到如何吃、如何动、出现哪些症状要重视、多久要去复诊等衣食住行细节，这些内容书中都有介绍。此外，书中还对患者的常见问题及困惑进行了专业解读。因此，读者可以根据需求和兴趣阅读自己所需要的内容，也可以在遇到问题时随时查询，找到适合自己的个性化自我管理方案。

其三是融合现代信息技术，方便易用。本书为融合出版物，是一本可看、可听、可学、可玩的立体书籍。手机扫描书中二维码即可观看宣教视频课、操作演示，还可以体验健康趣味测试、获取血糖监测日记本、进行线上读者交流。多种数字化资源满足不同人群的学习需要，提供更加充实、轻松的学习体验。

本书适合广大糖尿病患者、糖尿病高危人群及其家人阅读，也适合国内从事中医、中西医结合的内分泌疾病和糖尿病专科医师、广大基层医务人员、进修医师，以及高年级医学生、研究生等学习参考，同时也可作为健康管理机构、社区卫生医疗机构从业人员的参考书。

由于本书涉及内容广泛，而糖尿病及其相关疾病的研究进展迅速，加之笔者经验水平有限，疏漏之处在所难免，敬请各位专家和广大读者批评指正。

编者
2022 年 5 月

目 录

什么是糖尿病
健康管理

从一个糖尿病管理的小测试出发，我们先对于健康管理进行简单了解。

· 什么是慢性病的管理?

· 糖尿病管理的意义是什么?

糖尿病患者自我管理行为量表

　　糖尿病的管理，医患之间是互相参与的。医务人员是患者的伙伴、健康顾问、教师，能够为患者提供治疗建议；而患者是积极参与者，力求做到定期监测和反馈症状，能够对自身疾病进行"自我管理"。糖尿病自我管理行为量表（summary of diabetes self care activities，SDSCA）涉及饮食、运动、就诊、血糖监测等多方面内容，可以对糖尿病患者的健康教育进行评估，也可以成为糖尿病患者自我管理能力的测量工具。

　　请糖尿病科医生及糖尿病患者了解以下内容，并花几分钟时间在相应位置打"√"。

问题	天数
1. 在过去 7 天内，您有多少天按照健康的饮食计划来进食	0 1 2 3 4 5 6 7
2. 近 1 个月您平均每周有多少天按糖尿病饮食要求合理安排饮食	0 1 2 3 4 5 6 7
3. 在过去 7 天内，您有多少天 1 天内摄入水果、蔬菜加起来超过 5 份 [如吃蔬菜 3 碟、水果 2 个（水果 1 份大约橘子 1 个、木瓜 1/3 个……蔬菜 1 份 100g，大约 1 碟）]	0 1 2 3 4 5 6 7
4. 在过去 7 天内，您有多少天吃油脂多的食物（如油炸食物、肥肉、鸡皮等）	0 1 2 3 4 5 6 7
5. 在过去 7 天内，您有多少天做 30 分钟以上的活动（指身体持续活动超过 30 分钟，包括走路、做家事）	0 1 2 3 4 5 6 7
6. 在过去 7 天内，除了工作及做家事以外，您有多少天另外花时间去做运动（如慢跑、打太极拳、爬山、骑自行车等）	0 1 2 3 4 5 6 7

（续表）

问题	天数
7. 在过去 7 天内，您有多少天在家自己（或家人帮忙）测血糖	0 1 2 3 4 5 6 7
8. 在过去 7 天内，您有多少天依照医生建议的测血糖次数（如 1 天测血糖两次）在家按时自己（或家人帮忙）测血糖	0 1 2 3 4 5 6 7
9. 在过去 7 天内，您有多少天检查您的双脚（包括脚趾、脚面与脚底）	0 1 2 3 4 5 6 7
10. 在过去 7 天内，您有多少天在穿鞋之前有先检查鞋内情形（如鞋内有无小石头、是否平整、有无破损或潮湿等）	0 1 2 3 4 5 6 7
11. 在过去 7 天内，您有多少天按医生指示定时定量服降糖药物或注射胰岛素	0 1 2 3 4 5 6 7
12. 在过去 7 天内，您是否吸过烟（只吸一口也要算在内）	0）否 1）是，平均每天 __ 支

如果患者的选择多在 5 天以下，请阅读以下章节调整糖尿病的管理策略。

慢性病管理简述

扫码看视频

一、慢性病发病形势及危害

慢性病是慢性非传染性疾病（noninfectious chronic disease，NCD）的简称，是指长期的、不能自愈的，并且几乎不能被治愈的一类疾病。在我国，最常见的慢性病有糖尿病、心脑血管疾病、慢性肾脏病、肿瘤等。它们有着发病率高、知晓率低和控制率低的共同特点。目前，我国社会处于急剧转型的阶段，一方面社会经济飞速发展；另一方面，工业化付出了巨大的环境资源的代价，居民的生活方式和消费结构也发生了转变，随之改变的是人群的死亡原因和疾病谱。慢性病已成为全球流行病，也是我国人群目前最主要的死亡原因。其中一个重要原因是社会人口老龄化，必然带来一些年龄相关性疾病的发病率增加。糖尿病是老年性疾病中的代表性疾病。世界各国调查数据证实，慢性病可防可控，80% 的 2 型糖尿病、心脏病、脑卒中和 40% 的肿瘤是可以防治的。慢性病的防控不仅仅是医疗工作，更有必要引入有效的管理机制，整合资源、优化流程、利用有限的社会资源实现最佳的防控效果。所以，管理慢性病是整个慢性病防治工作的关键。

二、慢性病的防治

慢性病防治的目的是，在生命的全过程中预防和控制慢性病的发生；降低慢性病的患病、早亡及失能；提高患者及伤残者的生活质量。慢性病的发生、发展一般依从正常——高危人群（亚临床状态）——疾病——并发症的过程。

针对慢性病的不同时期，提出了三级预防的策略。

一级预防亦称病因预防，是针对致病因素采取的预防措施，使健康人免受致病因素的影响。一级预防的内容主要包括改善环境措施和增进健康措施两方面，以减少发病为目的，以控制主要危险因素为主要内容，以健康教育和健康促进为主要手段，开展全人群干预。这也是传统医学"治未病"理念的体现。

二级预防也就是临床前期预防，即在疾病的临床前期及时采取早期发现、早期诊断、早期治疗的"三早"预防措施，达到阻止疾病向临床阶段发展，减轻疾病的严重程度，防治并发症的目的。"三早"预防需要提高医务人员的早期诊断水平，需要加强患者健康知识的培训，同时也需要慢性病管理人员主动出击。

三级预防即临床预防，对已患病的患者采取及时、有效的治疗措施，防止病情恶化，预防并发症，防止残疾，使之早日康复。其手段包括对症治疗和康复治疗。对症治疗用药物改善疾病症状，也称治标；康复治疗是使病、伤、残者身心健康与功能恢复的重要手段，也是病、伤残综合治疗的一个组成部分，力求病而不残，残而不废，促进疾病康复。

诚然，理论上最佳状态是所有疾病在出现前已经被一级预防扼杀了，但目前还远远达不到这种疾病预防要求。对于已诊断疾病的患者必须进行合理、规范、长程的治疗和管理，提高慢性病的控制率和达标率，三级预防仍然是健康促进的首要和有效手段，但从长远来看，一级和二级预防才是慢性病管理的重点。

三、慢性病管理的内容

慢性病管理是运用管理学的知识，对慢性疾病进行综合性管理，以达到良好的控制和治疗慢性病的科学，包括管理主体、管理对象及管理媒介三方面。

（一）慢性病管理的主体

慢性病管理需要的专业人员应具有跨学科的知识背景和基本素质，如临床医学、预防医学、心理学、卫生经济学、科研能力、人际沟通能力、语言表达、敬业精神等。提高慢性病管理从业者的专业素质，应从两方面开展工作：一是通过继续教育项目、短期课程培训班、网络视频教学等多种形式完成培训；二是医学院校应开展专门从事慢性病管理人才的培养，针对临床专业医学生进行预防医学、卫生管理学、卫生经济学及医学人文等慢性病管理相关知识培训，有条件开设慢性病照护、慢性病管理本科及硕士教育，才是做好慢性病管理的长久之计。

（二）慢性病管理的对象

1. 患者的管理

在国外，有两种管理模式极具代表性，分别是以患者为中心的家庭式医疗（patient-centered medical home，PCMH）和慢性病患者自我管理（chronic disease self-management，CDSM）。

PCMH 由"以患者为中心的基层医疗协作"联盟提出，已经在美国初级卫生保健系统中扮演了重要角色。它的工作流程是患者或健康者加入，登记注册——诊所或社区医疗机构档案管理员进行档案录入，上传资料——专业医疗团队评估健康状况、风险，提出解决方案——各级医师协同，分析哪些是主动服务对象，都要提供什么服务——制定服务计划，达成医患共识——基层团队执行计划，监督团队根据执行情况，调整沟通方式（电话、短信、邮件、来院等）——帮助患者寻求支持（政策、奖惩等）——研究改进计划（合理分工、优化流程）。这一模式通过两方面节约了医疗费用：第一是减少了医院对急诊病房的投入；第二是通过对慢性病患者提供更好的日常护理，减少了他们的住院次数。它的突出特点是各级医生之间实现了团队协作，但该模式需要先进的信息网络系统支持以节约人力资源，并且需要庞大的医疗体系支援或者需要更大型综合性医院与周边社区医院协作，普通社区服务中心难以单独开展。

CDSM 是指用自我管理的方法来控制慢性病，即在卫生保健专业人员的协助下，个人承担一些预防或治疗性的卫生保健活动。其实质是患者教育项目。它通过系列健康教育课程教给患者自我管理需要的知识、技能、信心及和医师交流的技巧，来帮助慢性病患者在得到医师更有效的支持下，主要依靠自己来解决慢性病给日常生活带来的各种躯体和情绪方面的问题。有效的慢性病自我管理可以提高慢性病的控制率，改善患者的健康水平和生活质量，减少卫生服务，节约卫生资源。2005 年，自我管理在国际会议上定义为，任何有长期健康问题的人士可以通过自我管理制度目标或方针去面对及处理因健康导致的处境与它并存。我国慢性病自我管理已形成了"专业人员授课＋疾病管理技能训练＋病友相互交流防病经验、相互教育"的模式，并取得了较好的效果。

2. 疾病的管理

对疾病进行规范的治疗是慢性病管理质量控制的核心。应强调的是，所谓标准化治疗只是提供治疗的原则和最低标准，并不是给所有患者采取"一刀切"的治疗。理想的疾病管理模式是将标准化流程和个体化调整相结合。患者间的个体差异不仅体现为疾病在不同个体的病理机制不尽相同，还体现为不同个体对治疗的反应不一而同，适合不同个体的治疗方法也有所不同。就糖尿病而言，1 型糖尿病、2 型糖尿病治疗原则不同，即使是 2 型糖尿病患者，其年龄、体重、肝肾功能、经济状况等多种因素都可影响治疗方案的制定。

3. 慢性病管理团队人员的管理

高效的慢性病管理团队是慢性病管理的有效保障，团队中应有临床医师、药剂师、营养师、康复治疗师、护理人员等多专业人员分工协作，通过更科学、更高效的管理达到更佳的疾病控制率。

（三）慢性病的管理媒介

慢性病的管理需要通过选择恰当的方法、使用有效的工具、充分利用环境的影响才能达到满意的效果，方法和工具即是慢性病的管理媒介。管理媒介的选择需要因地制宜，根据自身的实际条件来选择。硬件设施好的管理中心可以利用多媒体设备、人体模型对患者进行培训、教育，通过网络资源进行宣传，建立中心的网站和论坛供患者讨论、交流，并建立完整的数据库，在做好对本中心患者管理的同时，收集慢性病相关的数据，为完善管理体系和研究提供资料。硬件设施较差的单位可以通过进社区宣传、义诊、发放宣传单等其他形式来达到宣传、教育的目的，随访、交流可以通过电话联系、家访等较便捷的途径完成。近年来，健康知识博客、微博、微信等社交平台为我们提供了更多的选择，人与人之间的交流越来越便捷，慢性病的管理方式也应利用越来越进步的技术。

四、糖尿病管理的意义

糖尿病在我国逐渐显现出严重的社会性危害，当糖尿病及其相关疾病的阴影不断蚕食中国公共卫生资源的时候，作为糖尿病的专科医生，我们更应当与全社会携手积极应对这一重大社会问题。

糖尿病的综合防治必须以健康教育、生活方式改变、心态调整为前提；以包括饮食、运动、药物在内的综合性治疗为原则；同时，调动患者及其家属的积极性，方能取得满意的效果，给患者带来更大的益处。

慢性病的防治任重道远，政府已出台《中国防治慢性病中长期规划（2017—2025年）》，为慢性病防治指明了方向，着力打造全国的慢性病防治服务体系。2017年，中华医学会糖尿病学分会（CDS）出版《中国2型糖尿病自我管理处方专家共识》，指导广大医护工作者和糖尿病患者更加规范、科学、量化确定自我管理的内容、目标、预期效果，提高患者的生活质量，提升糖尿病教育管理的效果。

认识糖尿病

想科学进行糖尿病健康管理，我们要先对糖尿病有充分的认识。

· 糖尿病的诊断标准是什么？

· 糖尿病分成哪几型？

· 糖尿病有哪些一般人不知道的危害？

· 如何正确进行血糖监测？

· 糖尿病管理的"四大基石"是什么？

糖尿病基础知识 ～

扫码看视频

糖尿病的概念及流行病学

糖尿病是一种遗传因素和环境因素长期共同作用所导致的慢性、全身性、代谢性疾病，以血浆葡萄糖水平增高为特征，主要是因体内胰岛素分泌不足或作用障碍引起的糖、脂肪、蛋白质代谢紊乱而影响正常生理活动的一种疾病。

糖尿病的典型症状："三多一少"，即多饮、多尿、多食和消瘦（体重下降）。有典型症状的患者通常会主动就诊，而绝大多数的患者，特别是2型糖尿病患者典型症状不明显，慢慢地随着糖尿病的发展，才会出现一些并发症症状，如反复生疖长痈、皮肤损伤或手术后伤口不愈合；皮肤瘙痒，尤其是女性外阴瘙痒或泌尿系感染；不明原因的双眼视力减退、视物模糊；男性不明原因性功能减退、勃起功能障碍（阳痿）；过早发生高血压、冠心病或脑卒中；下肢麻木、烧灼感；尿中有蛋白（微量或明显蛋白尿）。

2015年至2017年的流行病学调查显示，我国18岁及以上人群糖尿病患病率达11.2%。我国糖尿病患病率急剧增加可能有以下原因：首先是遗传因素，中国人可能为糖尿病的好发人群。其次，由于我国经济的迅速发展，生活水平提高引起膳食结构改变，膳食中的热量、蛋白质、脂肪来源从以植物为主转向以动物为主，总热量过剩；同时，不健康不科学的生活模式，包括对糖尿病的无知，热量摄取过多，体力活动减少导致肥胖，这些构成最重要的环境因素。另外，社会老龄化也是重要原因，我国平均预期寿命已达男性71岁、女性74岁，而2型糖尿病与年龄相关，年龄越大，患病率越高。这些因素共同导致了糖尿病发病率的增加。

糖尿病诊断标准

糖尿病的诊断可参照《中国 2 型糖尿病防治指南（2020 版）》中的诊断标准（表 1）。

表 1　糖尿病诊断标准（CDS，2020 年）

诊断标准	静脉血浆葡萄糖水平（mmol/L）或 HbA1c 水平
（1）糖尿病症状（高血糖所导致的多饮、多食、多尿、体重下降、皮肤瘙痒、视力模糊等急性代谢紊乱表现）加随机血糖	≥ 11.1
或	
空腹血糖（FPG）	≥ 7
或	
葡萄糖负荷后 2h 血糖	≥ 11.1
（2）无糖尿病症状者，需改日重复检查	
（3）儿童的糖尿病诊断标准与成人一致	
（4）HbA1c 水平	≥ 6.5%

备注

1. 糖尿病诊断是依据空腹、任意时间或 OGTT 中 2 小时血糖值。

2. 空腹状态指至少 8 小时没有进食热量。

3. 随机血糖指不考虑上次用餐的时间，一天中任意时间的血糖。

4. OGTT 是指以 75 克无水葡萄糖为负荷量，溶于水内口服。

5. 建议只要是空腹或随机血糖为正常值上限的人群，均应行 OGTT 检查。

6. 在采用标准化检测方法且有严格质量控制的医疗机构，可以将糖化血红蛋白（HbA1c）≥ 6.5% 作为糖尿病的补充诊断标准。

糖尿病的分型

一、1 型糖尿病

1. 约占糖尿病总数的 5%，好发于儿童及青少年，发病年龄通常小于 30 岁。

2. 起病通常较急，多食、多尿、多饮、体重减轻等症状较明显。

3. 胰岛功能差，血浆 C 肽水平低甚至无法测出，需终身注射胰岛素治疗维持生存。

4. 病情起伏血糖波动大，不易控制，易发生酮症酸中毒。

5. 相关抗体，如血谷氨酸脱羧酶抗体（GAD）、胰岛素细胞抗体（ICA）或胰岛素自身抗体（IAA）阳性率高，GAD 阳性率最高。

6. 易伴发其他自身免疫性疾病，如桥本甲状腺炎、阿狄森病、白癜风、自身免疫性肝炎、恶性贫血等。

二、2 型糖尿病

1. 约占糖尿病总数的 90%，多见于成年人，40 岁以上发病率高。

2. 有明显的遗传倾向，多有糖尿病家族史。

3. 初期多为超重或者肥胖体形，病情较缓和，多无明显临床症状，极少数为急性起病，表现为多饮、多尿、酮症而需要暂时性胰岛素治疗。

4. GAD、ICA 及 IAA 等抗体多阴性。

5. 初期以运动和饮食控制为主或加口服降糖药，多不需要注射胰岛素来维持生命。

三、其他特殊类型糖尿病

该类型仅占 0.7%，包括胰岛 β 细胞功能遗传性缺陷、胰岛素作用遗传性缺陷、胰腺外分泌疾病、内分泌疾病所致的糖尿病。

四、妊娠糖尿病

城市妊娠糖尿病的患病率接近 5%。

糖尿病的危害

持续的高血糖可导致许多急慢性并发症。

急性并发症有各种急性感染、低血糖症、糖尿病酮症酸中毒、糖尿病乳酸性酸中毒、糖尿病高渗性非酮症昏迷等。

慢性并发症有冠心病、高血压、脑血管病、肾脏病、眼部并发症（视网膜病、白内障、屈光异常、糖尿病眼肌神经病变等）、神经病变（周围神经病变、自主神经病变及中枢神经病变）、糖尿病足、糖尿病高脂血症、糖尿病皮肤病变、糖尿病阳痿等。

糖尿病的血糖检测

血糖监测是糖尿病管理的重要手段之一，能够有效监控病情变化和治疗效果，以利于及时调整治疗方案，从而有效延缓并发症的发生和发展，增强患者战胜疾病的信心。血糖的主要监测指标包括糖化血红蛋白、血糖、尿糖等。

一、糖化血红蛋白监测

糖化血红蛋白是长期控制血糖的最重要评估指标，亦是临床医生决定是否需要更换患者治疗方案的重要依据，其正常值为 4% ～ 6%，控制目标在 6% ～ 9% 之间（根据人群不同，目标有所不同）。糖化血红蛋白反映抽血前 2 ～ 3 个月的平均血糖水平。医生一般建议在治疗之初至少每 3 个月检测 1 次糖化血红蛋白，当达到治疗目标时则可每 6 个月检查 1 次。需要注意的是，若患者患有血红蛋白异常性疾病，糖化血红蛋白的检测结果是不可靠的，此时应以空腹和（或）餐后静脉血浆血糖为准。

但糖化血红蛋白不能代替日常的血糖监测，因为血糖监测是用来指导调整日常治疗方案的，而糖化血红蛋白不能反映即时的血糖水平。糖化血红蛋白和血糖监测有不同的用途，二者应该结合起来运用，不能因为糖化血红蛋白能代表 3 个月的血糖，就用来代替血糖监测。

二、血糖的自我监测

血糖的自我监测是指导患者的血糖控制达标的重要措施，也是检查患者是否存在低血糖风险的重要手段。指尖毛细血管血糖监测是最理想的方法，但如果患者受条件所限不能进行血糖自我监测，那么也可以进行尿糖的自我监测。

1. 血糖自我监测的频率

血糖自我监测的频率取决于患者的治疗目标和方式。若血糖控制较差或病情危重时，则应每天监测 4 ~ 7 次，直到病情稳定、血糖得到控制为止；当病情稳定或已达血糖控制目标时，则可每周监测 1 ~ 2 天，每天 4 ~ 7 次。

若使用胰岛素治疗，在治疗开始阶段每天至少自我监测血糖 5 次，达到治疗目标后可每天监测血糖 2 ~ 4 次；若是使用口服降糖药物治疗和（或）生活方式干预时，血糖控制达标后每周监测血糖 2 ~ 4 次。

2. 血糖自我监测的时间（时机）

（1）餐前血糖监测：当血糖水平很高时，空腹血糖水平是首先要关注的；如果有发生低血糖的风险应测定三餐前血糖。

（2）餐后 2 小时血糖监测：若空腹血糖已获良好控制，但是整个血糖控制仍不能达到治疗目标时，应关注从第一口饭算起的餐后 2 小时血糖水平。

（3）睡前血糖监测：若是注射胰岛素的患者，特别是注射中效或长效胰岛素的患者，应进行睡前（晚上 10 点左右）血糖监测。

（4）夜间血糖监测：进行胰岛素治疗后，血糖水平已接近治疗目标，但空腹血糖仍然较高或经常发生夜间低血糖时，应监测凌晨 3 点左右的血糖。

（5）平时：平时出现低血糖症状时，应及时检测血糖。

（6）运动时：若参加较剧烈运动，应在运动前后监测血糖，尤其是运动以后为了预防低血糖的发生，应该增加监测血糖的频率。

（7）其他情况：当患者尝试新的饮食、不能规律进餐、情绪波动、自我感觉不适时，均需要进行自我血糖检测。

3. 血糖自我监测前的准备

在开始进行自我血糖监测之前，由医生或护士对患者进行监测技术和监测方法的指导，包括自我监测血糖的步骤、何时进行监测、监测频率、如何记录和简单分析监测结果等。医生或糖尿病管理小组每年会对患者的自我血糖监测技术情况进行 1 ~ 2 次反馈，并对血糖仪进行校准，尤其是当自我检测结果与糖化血红蛋白或临床情况不符时。

三、尿糖的自我监测

虽然自我血糖监测是最理想的血糖监测手段，但有时受条件所限无法检测血糖时，也可以采用尿糖测定来进行自我监测。尿糖能够在某种程度上反映血糖水平。通常是测定三餐前和睡前尿糖，医生会根据患者的具体情况建议每天测 4 次尿糖，或每周测 1 ～ 2 天不同时间段的尿糖。尿糖的控制目标是任何时间尿糖均为阴性。

尿糖虽然能够反映血糖，但是它与血糖可不一致，不能确切地反映血糖值。因为尿糖受尿量、肾功能、肾糖阈等因素的影响；同时，尿糖对发现低血糖没有帮助；在一些特殊情况下，如肾糖阈增高（老年人）或降低（妊娠期）时，进行尿糖监测是没有意义的。

糖尿病慢病管理的四大基石

扫码看视频

一、合理膳食

（一）合理膳食总则

糖尿病患者都需要依据治疗目标接受个体化医学营养治疗，若在熟悉糖尿病治疗的营养（医）师指导下完成更佳，控制总能量的摄入，合理均衡分配各种营养物质。

（二）合理膳食的目标

维持血糖正常水平；减少心血管疾病的危险因素，包括控制血脂异常和高血压；提供均衡营养的膳食；减轻胰岛 β 细胞负荷；维持合理体重，超重（肥胖）患者减少体重的目标是在 3 ～ 6 个月体重减轻 5% ～ 10%，消瘦患者应通过均衡的营养计划恢复并长期维持理想体重。

（三）合理安排餐次

1. 糖尿病患者每日至少三餐，使主食及蛋白质等较均匀地分布在三餐中，并定时定量，一般按 1/5、2/5、2/5 分配或 1/3、1/3、1/3 分配。

2. 注射胰岛素或口服降糖药易出现低血糖者，可在正餐中匀出小部分主食作为两正餐之间的加餐。

3. 睡前加餐除主食以外，可选用牛奶、鸡蛋、豆腐干等蛋白质食品，因蛋白质转化成葡萄糖的速度较慢，对预防夜间低血糖有利。

（四）科学选择水果

1. 水果中碳水化合物含量为 6% ～ 20%。

2. 水果中主要含葡萄糖、果糖、蔗糖、淀粉、果胶等。

3. 当空腹血糖控制在 7mmol/L（126mg/dL）以下，餐后 2 小时血糖小于 10mmol/L（180mg/dL），糖化血红蛋白小于 7.5%，且血糖没有较大波动时，就可以选择水果，但需代替部分主食。最好在两餐之间食用，病情控制不满意者暂不食用，可吃少量生黄瓜和生西红柿。

4. 进食水果要减少主食的摄入量，少食 25g 的主食可换苹果、橘子、桃子 150g，梨 100g，西瓜 500g 等。葡萄干、桂圆、枣、板栗等含糖量较高，应少量食用。

（五）合理膳食的注意事项

1. 碳水化合物

红薯、土豆、山药、芋头、藕等根茎类蔬菜的淀粉含量很高，不能随意进食，需与粮食交换。严格限制白糖、红糖、蜂蜜、果酱、巧克力、各种糖果、含糖饮料、冰激凌及各种甜点心的摄入。

2. 蛋白质

对于有肾功能损害者，蛋白质的摄入为每日每千克体重 0.6 ～ 0.8g，并以优质动物蛋白为主，限制主食、豆类及豆制品中的植物蛋白。

3. 脂肪和胆固醇

糖尿病患者少吃煎炸食物，宜多采用清蒸、白灼、烩、炖、煮、凉拌等烹调方法。坚果类食物脂肪含量高，应少量食用。每日胆固醇的摄入量应少于 300mg。

4. 膳食纤维

膳食纤维具有降低餐后血糖、降血脂、改善葡萄糖耐量的作用。糖尿病患者每日可摄入 20 ～ 30g。粗粮富含膳食纤维，故每日在饮食定量范围内可适当进食。

5. 维生素、矿物质

糖尿病患者可多吃含糖量低的新鲜蔬菜，能生吃的尽量生吃，以保证维生素 C 等营养素的充分吸收。对于无高胆固醇血症的患者，可适量进食动物肝脏或蛋类，以保证维生素 A 的供应。

糖尿病患者应尽量从天然食品中补充钙、硒、铜、铁、锌、锰、镁等矿物质，以及维生素 B、维生素 E、维生素 C、β 胡萝卜素等维生素。盐的摄入每日应限制在 6g 以内。

6. 制定食谱

制定食谱以糖尿病治疗原则为基础，各类食物灵活互换，但要切记同类食物之间可选择互换，非同类食物之间不得互换。部分蔬菜、水果可与主食（谷薯类）互换。

二、运动治疗

运动在糖尿病的管理中占有重要地位。运动增加胰岛素敏感性，有助于血糖控制，不仅有利于减轻体重，还有利于炎症控制、疾病预防和心理健康等。

指导原则主要有以下几点。

1. 运动治疗应在医师的指导下进行。

2. 运动频率和时间为每周至少 150 分钟，如每周运动 5 天，每次 30 分钟。现发现，即使进行少量的体力活动（如平均每天少至 10 分钟）也是有益的。应鼓励患者尽一切可能进行适当的体力活动，应与患者的年龄、病情、社会、经济、文化背景及体质相适应。

3. 运动的形式一般可以分成有氧运动、肌肉力量锻炼和柔韧性运动。建议多做有氧运动。有氧运动是指人体在氧气充分供应的情况下进行的体育锻炼，也就是说在运动过程中人体吸入的氧气与需求相等，达到生理上的平衡状态。有氧运动的特点是强度低、有节奏、持续时间长。常见的有氧运动项目有步行、快走、慢跑、滑冰、游泳、骑自行车、打太极拳、跳健身舞、跳绳、做韵律操、球类运动（如篮球、足球）等。

4. 提倡适量运动，即运动量合适，运动过程中感觉舒服，不会造成过度疲劳，出汗轻微，一般均为有氧运动。衡量是不是有氧运动的标准是心率，可简单用"170– 年龄"来计算。适量运动要做到持之以恒、循序渐进、适度运动，要根据个人健康的状况选择适宜的运动项目；还要因地制宜，考虑可能性和方便性，融入日常生活。

三、戒烟限酒

（一）戒烟

吸烟有害健康，尤其对有大血管病变高度危险的糖调节受损患者。应劝诫每一位吸烟的糖尿病患者停止吸烟，这是生活方式干预的重要内容之一。可通过播放有关戒烟宣传片、摆放有关资料、医务人员与患者一对一咨询等方式指导患者戒烟。在随访中，对吸烟的患者，医务人员要根据患者的自身情况给予戒烟建议，如用明显而强烈的言辞向患者讲明吸烟对糖尿病额外增加的危险性，告诉其戒烟的必要性，敦促其戒烟。与患者共同制定年度戒烟目标，在每次随访时评估戒烟的进展，逐渐接近目标。

（二）限制饮酒

"适量饮酒有益健康"的说法大致自 1991 年开始。在美国的一个电视节目中，有人提出了一个"法国悖论"——法国人的饮食、运动等生活方式并没有多健康，但他们的心血管发病率却不高。节目中给出了一个解释：法国人喝葡萄酒多，葡萄酒可能有利于心血管健康。但我国居民膳食指南提醒，到目前为止，适量饮酒对心血管系统的保护作用和机制尚待深入研究证实，尤其对于糖尿病患者应注意以下几点。

1. 酒精可提供热量，一个酒精单位可提供 90kcal 的热量，相当于 360mL 啤酒或 150mL 果酒，或 40°白酒 45mL。

2. 酒精可使血糖控制不稳定，饮酒初期可引起使用磺脲类降糖药或胰岛素治疗的患者出现低血糖，随后血糖又会升高。大量饮酒，尤其是空腹饮酒时，可使低血糖不能及时纠正。糖尿病患者应有节制地选择酒类，避免甜酒和烈酒，在饮酒的同时应适当减少摄入碳水化合物。

3. 肥胖者、高甘油三酯血症者、肾病患者、糖尿病妊娠者不应饮酒。

四、心理健康管理

（一）糖尿病患者主要心理问题

糖尿病患者心理问题主要表现为抑郁、焦虑、饮食紊乱。

1. 抑郁

（1）糖尿病并发抑郁症状主要表现：①情绪低落，占100%，经常感到沮丧和空虚，有晨重夕轻的特点。②思维迟缓，即记忆力降低、大脑反应慢等，占86%。③活动减少，不愿意参加社交活动，常个人独处，占85%。④伴有焦虑，占82%。⑤睡眠障碍，早醒为典型表现，占80%。⑥性欲减退，占66%。⑦有疲乏、心悸、胸闷、胃肠不适、便秘等躯体症状者，占61%。

（2）糖尿病并发抑郁的危害：抑郁状况与糖尿病可相互作用，使病情加重，严重抑郁除易致糖尿病病况失控以外，甚至还可能导致患者自杀等严重后果。

（3）抑郁的预防：糖尿病性抑郁是可以预防的：①患者学会精神调节，心胸要放宽，参加一些社交活动及适量的运动。②患者家属应多疏导、鼓励、安慰、理解患者。③患者可参加一些糖尿病专题讲座。

2. 焦虑

糖尿病并发焦虑症状表现：①容易疲劳，没精神。②难以集中注意力，经常走神。③容易兴奋，易发怒，肌肉紧张，震颤，惊慌。④睡眠紊乱，失眠或睡眠过多。

3. 饮食紊乱

糖尿病患者是饮食紊乱的高发人群，常表现为两种类型，即神经性贪食和神经性厌食。

（1）糖尿病并发食欲紊乱症状的主要表现：①根据身高、年龄，体重低于正常值的85%。②即使体重已偏轻，还是担心体重会增加、会变胖，通过减肥药来控制体重。③即使别人说瘦还是觉得自己很胖。④超负荷锻炼。⑤连续3个月不来月经。⑥3个月内至少每星期会两次暴饮暴食。⑦经常会难以控制食物的种类和数量。

（2）饮食紊乱引发的心理问题：①感到无可救药，也许会处于自暴自弃或是否定一切的状态里，这种消极的情绪可能会导致自杀。②感到失控，并且毫无希望，感觉无论什么都解决不了自己的问题。③要承受焦虑和失去信心的困扰。④暴饮暴食后，患者常有负罪感。⑤患者喜欢偷偷吃东西，并害怕被揭穿。⑥对食物和进食有偏执狂一般的迷恋。

（二）如何保持健康的心理

良好心理对健康的积极作用是任何药物都不能替代的。因此，保持心理平衡，对身体健康乃至延年益寿都至关重要。那么，如何保持心理平衡呢？其实很多时候"钥匙"就在自己手中。对情绪的直接影响因素有心理承受力、自我调节能力、应变与适应能力、健康状况。间接因素有家庭和婚姻、经济状况、工作、个人爱好、性格、突发事件等。要保持心理健康应努力做到以下几点。

1. 加强思想修养

古人说："养生莫若养性，养性莫若养德。"大量的现代医学和心理学研究证明，思想修养不仅能提高人的素质，还能增加"心理营养"，使人产生"年轻态"，从而促进机体免疫功能"年轻化"，并增强其活力，使各脏器的功能得到全方位的巩固和提高。思想修养作用于人类神经系统所产生的良好反应，如精神健康、品德高尚、心理稳定等，对躯体健康的影响虽然不像食物营养那么直接和显而易见，但其潜在的影响却是重要而长久的。良好的思想修养和心理素质可控制不良情绪，对身心都有良性的反馈作用。因此，美国专家指出：信念、自信心、事业心是保持健康的三大要素。

2. 培养健康性格

性格是一个人在对人、对事的态度和行为方式上所表现出来的心理特点。一个心理健全的人会面对现实，不管现实对他来说是否愉快，当现实对我们不利时，首先要从心里承认、接受它，冷静分析不利情况产生的原因，从而采取积极的应对措施，逐步改变不利状况，而不能自暴自弃，怨天尤人。培养健康性格就要努力做到保持一颗平常心、宽容心、好学心和感恩之心。

3. 保持健康婚姻

婚姻状况欠佳的人更易受疾病的困扰，婚姻中的紧张和争执会引起沮丧、内分泌和免疫系统失调。而健康的婚姻有助于消除孤独感和压力。婚姻健康与心理健康又互为因果，心理健康对于夫妻关系的融洽和谐至关重要，没有心理健康，夫妻爱情大厦的基石就会出现裂痕甚至崩溃。同时，健康的性心理和性行为，对保持婚姻健康十分有益。

4. 热爱工作

每个人都应以对社会有所贡献、体现人生价值为乐。许多科学家长寿的一个重要原因是他们热爱造福于人类、推动社会进步的科学事业，勤奋用脑，心胸豁达宁静。

5.坚持健康的生活方式

（1）起居规律，每天保证 7 ～ 8 小时的睡眠。

（2）时间规律，工作、学习的时间有规律。

（3）饮食规律，坚持合理膳食。

（4）午休规律，有条件者中午躺下休息一会儿。

（5）排便规律，尽量定时排便。

（6）运动规律，每天坚持适量运动。

（7）娱乐规律，每天有娱乐、交流的时间。

6.积极排除不良情绪

（1）对自己不要过分苛求，有的人把自己的抱负定得过高，根本无法实现，以致终日郁郁寡欢；有的人做事要求十全十美，往往因区区小事而怨天尤人。若把目标和要求定在自己力所能及的范围内，则不仅易于实现，而且心情也容易舒畅。

（2）对他人的期望不可过高，很多人把自己的希望寄托在他人身上，若对方达不到自己的要求，就大失所望。要求别人完全迎合自己，既不现实，又不合理，结果只能是自寻烦恼。

（3）偶尔也可屈从让步，处事要从大处着眼，胸襟要开阔。只要大前提不受影响，在小事上不必过于固执己见，以减少不必要的烦恼。

（4）学会疏导激愤情绪，人发怒时容易丧失理智，会把能办好的事情搞糟。因此，激动愤怒时要想到"制怒"，防止干出蠢事，与其事后后悔不如事前节制。这样就会使自己息怒，待冷静下来后再设法解决问题。遇到挫折时进行冷静分析，从客观、主观、目标、环境条件等方面找出受挫的原因，采取有效的补救措施。另外，也要学会面对现实，并正确看待自己。停止自我比较，确立一种自强、自信、自立的心态，通过自我鼓励改善消极情绪。

（5）转移注意力，当感到情绪不佳时，可以把注意力、思想和行为转移到其他方面。把令人高兴的事一条条地列在一张纸上，并且边写边努力反复进行想象，沉醉于当时愉快的情景中去，这样便可以乐而忘忧。另外，听听音乐、投身工作、好好地睡一觉，或者做一件自己爱好的事情，也能够帮助你从烦闷的情绪中解脱出来。

（6）宣泄法：把抑郁和不快埋藏在心里，只会使自己烦闷沮丧。消除不良情绪最简单的办法就是发泄。当你受到挫折后或心中气愤时，可以通过大喊大唱、大笑大哭、找一些事物作为发泄对象，或者是找朋友谈心，将烦闷写进日记等进行宣泄。

（7）适当娱乐：这是消除心理压力的最好方法。娱乐的方式和内容并不重要，最重要的是使心情舒畅。

（8）必要时及时进行心理咨询，如果感到自己的心情持续不快时，要及时进行心理自我调适，必要时到心理门诊或心理咨询中心接受帮助。我国心理健康咨询服务使用的方法可分为单一方法和整合方法，在单一方法中，使用率最高的有认知疗法、行为疗法、理性情绪疗法、精神分析疗法、来访者中心疗法、家庭治疗等。在整合方法中，最常整合使用的方法包括认知疗法、精神分析疗法、来访者中心疗法及行为疗法。

糖尿病健康管理全攻略

接下来，我们系统学习糖尿病及相关疾病的健康管理知识。

· 患者应该如何进行饮食和运动？

· 西医如何治疗管理？

· 名老中医有什么样的治疗经验？

· 中医有哪些特色治疗？

2 型糖尿病及其并发症的管理

　　虽然限于目前的医学水平，绝大多数糖尿病仍然是不可根治的疾病，需要终身治疗，但是糖尿病是可以预防和控制的。通过"五驾马车"的综合管理（以糖尿病教育为核心，进行饮食调整、合理运动、药物治疗及自我监测）和良好的血糖、血脂、血压等方面的代谢控制，完全可以控制糖尿病，避免急性并发症，预防慢性并发症，使患者与正常人一样拥有美好的生活。教育患者驾驭"五驾马车"的教师为医生，在医生的指导下，患者掌握了自我管理知识和技能，并应用于日常生活中，密切配合治疗，才能使各种治疗方案行之有效。目前糖尿病患者人群庞大，可以根据血糖情况进行分层管理。

糖尿病高危人群的管理

扫码看视频

一、高危人群的界定

　　1. 年龄 ≥ 40 岁，身体质量指数（body mass index，BMI）≥ 24kg/m^2。BMI= 体重（kg）/ 身高的平方（m^2）。

　　2. 糖调节受损：空腹血糖为 6.1 ～ 7.0mmol/L，餐后 2 小时血糖 7.8 ～ 11.1mmol/L 者。

　　3. 常年不参加体力活动，静坐生活方式者。

　　4. 有高密度脂蛋白降低 [≤ 35mg/dL（0.91mmol/L）] 和高甘油三酯血症

[≥ 200mg/dL（2.22mmol/L）] 者。

5.有高血压（成人血压 ≥ 140/90mmHg）和心脑血管病变者。

6.年龄 ≥ 30 岁的妊娠妇女，有妊娠糖尿病病史者；曾分娩巨大儿（出生体重 ≥ 4kg）者；有不能解释的滞产者；有多囊卵巢综合征的妇女。

7.有糖尿病家族史者。

8.使用一些特殊药物者，如糖皮质激素、利尿剂、抗精神病药物和（或）抗抑郁药物。

二、检查项目管理

每 6 个月复查空腹血糖（fasting blood glucose，FBG），餐后 2 小时血糖（2 hours postprandial blood sugar，2hPBG）；每 12 个月复查口服葡萄糖耐量试验（oral glucose tolerance test，OGTT）、糖化血红蛋白、眼底、血脂、尿微量蛋白。

三、生活方式管理

1.肥胖糖尿病患者要减轻体重，身体质量指数（BMI）达到或接近 24kg/m^2 或体重减少 5% ～ 7%。

2.彻底戒烟，尽量少饮高度白酒。

3.适当运动，运动增加 150 分钟/周，体力活动增加到 250 ～ 300 分钟/周。

4.保持规律良好的生活节奏，起居有常，生活有节，保证睡眠。

5.定期监测血糖，必要时去医院复查。

6.定期接受糖尿病健康教育，如知识讲座，包括什么是糖尿病及其危害、健康生活方式、如何定期监测血糖、糖尿病危险因素、有针对性的行为纠正和生活方式指导。

四、饮食管理

能量平衡，减少每日总热量 400 ～ 500kcal，主食减少每天 2 ～ 3 两；要求合理饮食，清淡为宜；保持粗粮、细粮及荤素的合理搭配；多食蔬菜，少吃高热量的食物及零食；每日盐摄入量不超过 6g。

五、运动管理

保持适量运动，消耗多余热量，活动应在饭后 30 分钟至 1 小时开始，推荐步行、慢跑、骑自行车等运动方式。

步行：走平路速度在 80 ～ 100m/min 比较适宜，每天走 3000m，建议一次完成，若体力受限，也可以走 10 分钟休息 5 分钟再走，应循序渐进。

慢跑：可自 10 分钟开始，逐步延长至 30 ～ 40 分钟，慢跑速度 100m/min 比较合适，可以跑步和走路交替进行。

骑自行车：可用功率自行车在室内锻炼，运动强度为 450 ～ 700kg·m/min；也可在室外进行，推荐在晨间或运动场地内进行，速度为 8 ～ 15km/h 为宜。

六、中医药治疗管理

（一）中医特色治疗

1. 推拿按摩治疗

以然谷、劳宫为主穴，选取金津、玉液、神阙、关元、足三里等作为辅助穴，对主穴按顺时针、逆时针各按压 100 次，神阙、关元、足三里按压 50 次，早晚各 1 次；金津、玉液用牙齿进行摩擦，可以降低空腹及餐后血糖。

2. 耳穴贴压

选内分泌、肺、脾、肾、胃穴，约 12 周血糖可下降。

3. 药膳食疗

（1）山楂、绞股蓝各 30g 开水泡开后饮用，同时以茯苓 30g、佩兰 10g、泽泻 10g，加 1 个猪胰煲汤，适用于痰湿体质者。

（2）荷叶 10g、桑叶 10g、玉米须 10g 开水泡开饮用，同时以绿豆 10g、赤小豆 50g、薏苡仁 50g，加 1 个猪胰煲汤，适用于湿热体质者。

（二）名医名家治疗经验

中医主要针对糖尿病高危人群的糖脂代谢紊乱、超重（肥胖）进行中医药治疗。

1. 颜乾麟

颜乾麟教授从清阳不升论治高脂血症。患者临床多见形体丰腴、神疲乏力、脘腹胀满、面色萎黄、舌苔厚腻等症状，是由于中焦气机失于斡旋，运化不及，以致清阳不升，浊阴不降，临床用升麻、苍术、荷叶研末，水煎服。方中苍术运脾燥湿，升麻升阳避邪，荷叶醒脾胃解郁，诸药合用，健运脾胃，升清降浊，使中焦得运，清气得升，以达到降血脂之功。

2. 仝小林

仝小林教授从补气开郁消膏论治肥胖。仝教授认为，肥胖的根源是膏脂，由水谷所化生，流行敷布于机体之中。膏脂是肝、脾、肾气化功能失常以致脂代谢障碍所形成的病理产物，治疗从脾肾入手，调畅气机，补虚泻实，补虚是健脾补气，泻实常祛湿化痰。临床常用山楂、红曲、五谷虫、佩兰等药物，山楂消肉积，入血分，可消除转化血中浊邪；红曲消食活血，健脾养胃；五谷虫清热解毒，消积滞；佩兰芳香化湿，醒脾开胃，共奏补气开郁消膏之功。

【一些误区】

1. 肥胖是"有福气"的表现

人到中老年，甚至有些年轻人，出现胸腹肥大、大腹便便的状态，有人笑称"你真有福气呀""发福啦"。其实这不是富态，而是肥胖的一种表现，是发生多种疾病的罪魁祸首，糖尿病就是其中之一。为了降低血糖，在高血糖的状态下，不得不加强胰岛素的分泌量，来抵消脂肪的对抗作用。长期的超负荷使胰岛素产生相对不足，故肥胖者易发生糖尿病。

2. 糖尿病是"富贵病、文明病"

这种说法有一定道理，但又不完全如此。调查表明，糖尿病患病率急剧增高的地方，往往是迅速发生从穷到富变化的发展中国家。这些地方的经济刚开始起飞，生活水平迅速提高，但文化程度相对滞后，保健意识比较欠缺。从这个角度来看，糖尿病是一种在开始富裕，但富裕程度还不够；走向文明，但文明程度还不高之处易于流行的一种"欠富裕、不文明病"。1980年，我国糖尿病患病率为0.67%。近10年，随着经济水平的提升，人民生活条件得到极大改善，生活物质丰富，糖尿病逐渐成为常见病。因此，饮食不节制、体型肥胖、运动较少的人群要警惕糖尿病的发生。

3. 糖尿病会"传染"

有血缘关系的人可能具有相同的遗传基因，即父母与孩子之间，爷爷、奶奶与孙子、孙女之间，无论哪一个人得了糖尿病，同家族的人得糖尿病的可能性也比较大。遗传因素另一方面的含义是，没有血缘关系的人不会"传染"糖尿病，如夫妻之间、朋友之间或同事之间，即使有紧密接触，也没有"传染"糖尿病的可能。

当然，妻子得了糖尿病，不会因为做家务、做饭就把疾病传染给丈夫和孩子，奶奶也不会因为带孙子就把糖尿病"传染"给孙子。但是，与糖尿病患者有血缘关系的人到底会不会得糖尿病，还取决于环境因素。大量的流行病学资料显示，环境因素是发生糖尿病的重要因素，其中生活方式、饮食习惯、运动习惯、性格等都与糖尿病的发生有关。从这个意义上说，夫妻二人长期生活在一起，彼此间互相影响，有趋于一致的饮食、运动和生活习惯，处于相似的环境。所以，一方得糖尿病，另一方得糖尿病的概率可能也会稍有增加。而奶奶带的胖孙子，不仅有遗传因素的存在，还具有同样的生活环境；更重要的是，现在孙子长得胖大家看着都高兴，但胖小孩长大后发生肥胖的可能性明显增加，这一方面会加速胰岛 β 细胞的负担，久而久之使胰岛素分泌不足；另一方面又会使肌肉和脂肪等组织对胰岛素的敏感性降低，就好比已经经济紧张的人又遇到通货膨胀，当然是入不敷出，容易发生糖尿病。

2 型糖尿病的管理

扫码看视频

一、饮食管理

（一）食物中提供热量的营养素

食物中提供热量的营养素有 3 类：脂肪、碳水化合物和蛋白质。3 种产热营养素所提供的热量比例一般为碳水化合物提供热量占 55% ～ 60%，脂肪提供热量占 20% ～ 30%，蛋白质提供热量占 10% ～ 15%。由于这三种营养物质在各种食物中的含量不同，所以，不同的食品提供的热量也不同。

1. 脂肪

1g 脂肪可产生 9kcal 的热量。烹调中的脂肪添加可使食物变得更加美味，但是脂肪会产生很高的热量，若每日摄入过多，可导致体重增加，血脂升高，并会降低身体内胰岛素的活性（发生胰岛素抵抗）而使血糖升高，增加发生心、脑血管疾病的机会。因此，需要掌握合理控制和选择含脂肪食物的方法。

（1）每日膳食中由脂肪所提供的热量不能超过全天饮食总热量的 30%。

（2）饱和脂肪酸的摄入量不要超过全天饮食总热量的 10%。因为它可使总胆固醇（TC）和低密度脂蛋白胆固醇（LDL-C）水平升高。饱和脂肪酸存在于畜肉类、乳类及其制品、椰子油、牛油、羊油、猪油、黄油、奶油、棕榈油、可可油等食物中，应该尽量少吃这些食物。

（3）在脂肪摄入量的允许范围内，可以适当选择富含多不饱和脂肪酸和单不饱和脂肪酸的食物。因为它们不仅可使血清总胆固醇（TC）和低密度脂蛋白胆固醇（LDL-C）水平下降，还可使对心血管有保护作用的高密度脂蛋白胆固醇（HDL-C）水平升高。多不饱和脂肪酸存在于干豆类及其制品、蘑菇、香菇、坚果、葵花籽油、豆油、玉米油、芝麻油、花生油、色拉油等食物中；单不饱和脂肪酸存在于禽肉类、蛋类及其制品、橄榄油、茶油、菜籽油、花生油、芝麻油等食物中。

（4）限制胆固醇的摄入量，每日应少于 300mg（相当于一个鸡蛋黄胆固醇的含量）。胆固醇主要存在于动物内脏、各种蛋黄、鱼子等食物中。

2. 碳水化合物

1g 碳水化合物可产生 4kcal 的热量。碳水化合物是提供人体热量的主要来源，包括分子量较小的糖类和分子量较大的淀粉类，富含碳水化合物的食物摄入人体后，可在体内被氧化分解成葡萄糖而产生能量。碳水化合物主要存在于谷类食物，即我们日常的主食（粮食）中。另外，一些蔬菜和水果也富含碳水化合物。

在选择含碳水化合物的食物时应遵循以下原则。

（1）每日膳食中碳水化合物所提供的热量应占全天总热量的 55% ～ 60%。

（2）根据血糖控制情况，尽量选择富含膳食纤维的食物，如粗粮、蔬菜、豆类、薯类和水果等。因为膳食纤维具有一定的降血糖、降血脂、控制肥胖、减轻体重等功效，并可增加饱腹感，同时还可保持大便通畅。

（3）每日蔗糖提供的热量应不超过总热量的10%，以利于全天血糖控制；水果的选择应在医生和营养师的指导下，根据病情而定，当病情不稳定时可用西红柿和黄瓜代替。

（4）应该每日至少进食三餐，血糖控制达标的前提下可在两餐之间适当加餐。三餐碳水化合物应均匀分配。若全天主食为5两，则早餐主食为1两，午餐和晚餐的主食各2两；若在两餐之间感到饥饿，甚至有低血糖的征兆，可以在午餐和（或）晚餐前进行加餐，相当于半两粮食的碳水化合物的量，如4块苏打饼干、1片切片面包、200g苹果等，但同时应减少正餐时的主食量半两，这样全天的碳水化合物的摄入量仍保持不变。

（5）根据血糖情况，也可以摄入很少量的食糖，作为健康食谱的一部分；无热量的甜味剂可以用来替代食用糖。

（6）需要强调的是，请不要错误地认为不吃或少吃主食就可以更好地控制血糖，每天的主食量至少要3～4两。

3. 蛋白质

1g蛋白质可产生4kcal的热量。蛋白质是机体的重要组成部分，对人体的生长发育、组织修复、细胞更新起着极为重要的作用。糖尿病患者因糖代谢障碍，往往蛋白质消耗增加，用户每日摄入充足的蛋白质十分重要。

在选择含蛋白质食物时应注意以下原则。

（1）每日蛋白质的摄入量应占全天饮食总热量的15%～20%，或0.8～1.2g/（kg·d）。其中优质蛋白应占1/3，如鱼、海产品、瘦肉、蛋、低脂奶饮品、坚果等。

（2）若有肾功能损害时，即有显性蛋白尿时，蛋白质摄入量宜限制在0.8g/kg以下，并以优质动物蛋白为主。

（3）若无肾功能损害，大豆及豆制品也是很好的选择，因其除了能够提供丰富的蛋白质以外，对降低血糖和血脂也有良好作用。

【限酒限盐】

（1）酒精：饮酒不仅会给肝脏带来负担，还可促进内源性胆固醇和甘油三酯的合成，导致血脂升高。但是，适量饮酒对人体也是有一定好处的，糖尿病患者并非绝对不能饮酒，而应在病情允许的情况下适当饮酒，在控制糖尿病的同时享受饮酒的乐趣。其原则为：①尽量不饮白酒，选用酒精浓度低的啤酒、果酒。②少量酒精有舒张血管的作用，而大量酒精具有收缩血管的作用。③每日限制饮酒量，不超过 2 份标准量。1 份标准量：啤酒 285mL，清淡啤酒 375mL，红酒 100mL 或白酒 30mL，各约含酒精 10g。④应在进食后饮酒，因为空腹饮酒可诱发使用磺脲类或胰岛素治疗的患者出现低血糖。

（2）盐：人体不能缺少盐，但是过多的盐对身体是有害的，如导致高血压、对抗降压药物疗效，发生水肿，甚至心、肾功能衰竭等。此外，盐多、偏咸的食物会增强食欲，不利于糖尿病患者的饮食控制。每日盐摄入量应限制在 6g 以内，尤其是患有高血压者更应严格限制。平时应限制摄入含盐量高的食物，如加工食品、调味酱等；尽量选择含盐低的食品。

（二）计算糖尿病患者每日的进食量

首先要知道自己每天需要的总热量。总热量是根据标准体重进行计算的，所以首先要知道标准体重。

标准体重的计算方法：身高（cm）–105（kg）。

如果实际体重与计算出的标准体重相差在 10% 以内，则属于正常的体重范围；如果实际体重超过标准体重 20% 则为肥胖；在 10% ～ 20% 之间为超重。

根据糖尿病患者的活动量（劳动强度）及实际体重是否属于肥胖来确定每千克体重每日需要的热量标准，见表 2。

表 2　糖尿病患者每日热量摄入标准表（kcal/kg）

体型	劳动强度			
	卧床	轻	中	重
正常	15 ～ 20	30	35	40
超重	20	25	30 ～ 35	35
肥胖	15	20 ～ 25	30	35
消瘦	20 ～ 25	35	40	40 ～ 45

每日总热量＝标准体重 × 每千克体重所需热量数

现举实例来说明如何计算糖尿病患者的每日需要的总热量。

一个身高 170cm、体重 85kg，主要从事办公室工作的糖尿病患者每日需要的总热量是多少？

首先，我们计算他的标准体重为 170 − 105 = 65（kg）。

他的实际体重 85kg，远远超过根据他的身高 170cm 计算出的标准体重 65kg，属于肥胖体型，从事的是轻体力劳动，按照上表他每千克体重所需热量数为 20kcal，因而他每日需要的总热量 = 65 × 20 = 1300（kcal）。

如果同样是一个身高 170cm，但体重为 65kg 的糖尿病患者从事轻体力劳动时，由于他的实际体重在正常范围，因而他每日需要的总热量 = 65 × 30 = 1950（kcal）。

体重超标的糖尿病患者要比体重正常或较瘦的患者吃得少，饮食控制得更为严格。

（三）糖尿病患者的饮食调配

1. 调配每日主食量和副食量

首先，按照前面介绍的方法计算出每日需要食物的总热量，然后根据总热量数值来调配每日的主食量和副食量。

中国人的饮食习惯一般以米、面作为主食，其中主要含碳水化合物，主食提供的热量一般占总热量的 50% ~ 60%，根据计算的食物总热量可以按表 3 确定每日的主食量。

表 3　糖尿病患者每日所需总热量与主食量对应表

每日所需总热量（kcal）	主食量［两（g）］
1200	3（150）
1300	3.5（175）
1400	4（200）
1500	4.5（225）
1600	5（250）
1700	5.5（275）
1800	6（300）
1900	6.5（325）
2000	7（350）

（续表）

每日所需总热量（kcal）	主食量［两（g）］
2100	7.5（375）
2200	8（400）
2300	8.5（425）
2400	9（450）

其实上面的表格我们很容易记住，以每日所需总热量1200kcal的主食量为3两作为基数，总热量每增加100kcal，主食量增加半两。

主食量固定后，其余的热量要由副食提供。一般每个人每天从副食中获得的热量为500～600kcal。副食的总热量也要固定，这样才能保证每天摄入的总热量符合饮食控制的要求。

【糖尿病食谱举例】

（1）食谱1：以下食谱为主食4两，其中碳水化合物占53%、蛋白质占18%、脂肪占29%。

餐次	食物名称	重量（g）	碳水化合物（g）	蛋白质（g）	脂肪（g）
早餐	富强粉	50	37.3	5.15	–
	牛奶（强化AD）	250	14	6.75	5
午餐	富强粉	75	56	7.7	–
	鸡蛋	50	–	6.4	5.6
	瘦肉	25	–	5.1	1.6
	芹菜	250	8.3	3	
晚餐	大米	75	58.3	6	
	瘦肉	25	–	5.1	1.6
	北豆腐	100	1.5	12.2	4.8
	油菜	250	6.8	4.5	–
全日用油		25	–	–	25
总计			182.2	61.9	43.6
备注	50g富强粉≈75g馒头≈70g切面 100g大米≈250g（硬）或300g（软）米饭				

（2）食谱 2：以下食谱为主食 5 两，其中碳水化合物占 53%、蛋白质占 18%、脂肪占 29%。

餐次	食物名称	重量（g）	碳水化合物（g）	蛋白质（g）	脂肪（g）
早餐	玉米面（黄）	50	34.8	4.1	–
	鸡蛋	50	–	6.4	5.6
	牛奶（强化 AD）	250	14	6.75	5
午餐	富强粉	100	74.6	10.3	–
	豆腐丝	25	1.3	5.4	2.6
	瘦肉	50	–	10.15	3.1
	芹菜	250	8.3	3	
晚餐	大米	100	77.7	8	
	瘦肉	50	–	10.15	3.1
	北豆腐	50	0.75	6.1	2.4
	油菜	250	6.8	4.5	–
全日用油		30	–	–	30
总计			218	75	52

（3）食谱 3：以下食谱为主食 6 两，其中碳水化合物占 55%、蛋白质占 19%、脂肪占 26%。

餐次	食物名称	重量（g）	碳水化合物（g）	蛋白质（g）	脂肪（g）
早餐	玉米面（黄）	50	34.8	4.1	–
	富强粉	50	37.3	5.15	–
	鸡蛋	50	–	6.4	5.6
	牛奶（强化 AD）	250	14	6.75	5
午餐	富强粉	100	74.6	10.3	–
	豆腐丝	25	1.3	5.4	2.6
	瘦肉	70	–	14.2	4.34
	芹菜	250	8.3	3	–
晚餐	大米	100	77.7	8	
	瘦肉	70	–	14.2	4.34
	北豆腐	50	0.75	6.1	2.4
	油菜	250	6.8	4.5	–
全日用油		30	–	–	30
总计			256	88	54

2. 等热量食品交换份法

各种食物所含的热量不同，糖尿病患者还需要了解如何合理搭配饮食，既要使饮食的总热量在规定的范围内，又要符合自己的口味，还要保证各种营养物质的均衡。为此，现介绍一种"等热量食品交换份法"，将热量均为90kcal的食品作为1份，根据算出的每日所需总热量，确定需要多少份食物，合理搭配。在保证总热量恒定的情况下同类食品可以自由交换。这样就能避免食品单调，使营养更加平衡，并能增加生活乐趣。

根据食品中所含的主要成分，将食品分为4大类，下列表格出各种食品每份（含热量90kcal）的重量。

第一类：谷、薯、水果类，主要含碳水化合物。

食品	重量	食品	重量
大米、小米	25g（半两）	柿子、香蕉、鲜荔枝	150g（3两）
糯米	25g（半两）	梨、桃、苹果	200g（4两）
高粱米	25g（半两）	橘子、橙子、柚子	200g（4两）
玉米碴、玉米面	25g（半两）	猕猴桃	200g（4两）
面粉、米粉	25g（半两）	李子、杏	200g（4两）
荞麦面	25g（半两）	鲜葡萄	200g（4两）
马铃薯（土豆）	100g（2两）	草莓	300g（6两）
红薯	100g（2两）	西瓜	500g（1斤）

第二类：蔬菜类，主要含膳食纤维。

食品	重量	食品	重量
大白菜、圆白菜、菠菜、油菜、韭菜、茴香、茼蒿、芹菜、苤蓝、莴笋、油菜薹、西葫芦、西红柿、冬瓜、苦瓜、黄瓜、茄子、丝瓜、芥蓝菜、瓢儿菜、乌塌菜、雍菜、苋菜、龙须菜、绿豆芽、鲜蘑、水浸海带	500g（1斤）	白萝卜、茭白	400g（8两）
		冬笋、青椒	400g（8两）
		倭瓜、南瓜、菜花	350g（7两）
		鲜豇豆、扁豆	250g（半斤）
		洋葱、蒜苗、胡萝卜	250g（半斤）
		山药、荸荠、藕	200g（4两）
		慈姑、百合、芋头	100g（2两）
		毛豆、鲜豌豆	70g（1两半）

第三类：肉、蛋、奶、豆类，主要含蛋白质。

食品	重量	食品	重量
肥瘦猪肉	25g（半两）	奶粉	20g
瘦猪、牛、羊肉	50g（1两）	脱脂奶粉	25g
带骨排骨	50g（1两）	奶酪	25g
鸭肉	50g（1两）	牛奶	160g
鹅肉	50g（1两）	无糖酸奶	130g
水浸海参	350g（7两）	北豆腐	100g
鸡蛋、鸭蛋、鹌鹑蛋	60g	南豆腐	150g
鸡蛋清	150g（3两）	豆浆	400g
带鱼、草鱼、鲤鱼、甲鱼、比目鱼、大黄鱼、鳝鱼、黑鲢、鲫鱼、对虾、青虾、鲜贝	75g（1两半）	蟹肉、水浸鱿鱼	100g（2两）

第四类：油脂、坚果类，主要含脂肪。

食品	重量	食品	重量
花生油、香油、玉米油、菜籽油、豆油（1汤匙）、猪油、牛油、羊油、黄油	10g	花生、葵花籽、炒葵花籽（去皮）、黑芝麻	15g
核桃	13g	南瓜子、腰果、炒西瓜子	16g

　　知道各种食品等热量交换份的重量后，在制定糖尿病饮食方案时就可以搭配出较为丰富的食谱。现在就用一个实例来说明"等热量食品交换份法"的运用。

　　一个身高165cm的女性糖尿病患者，体重68kg，从事轻体力劳动，如何调配每天的饮食？

　　首先计算她的标准体重＝165－105＝60（kg），这样我们就知道了她的实际体重68kg超过标准体重60kg的10%，体重属于超重范围，但没有达到超过标准体重20%的肥胖程度，我们在计算她的每日饮食总热量时参照前面的"糖尿病患者每日热量摄入标准表"，知道她热量摄入标准是每千克标准体重25kcal，那么她每天需要的总热量为60×25＝1500（kcal），相当于16.5个食物交换份（1500/90）。参照前面的"糖尿病患者每日所需总热量与主食对应表"，她每日的主食（大米、面粉）可吃4两半，占9个食物交换份，另外

7.5份为副食，其中烹调油2汤勺占2份，大白菜、芹菜、西红柿、黄瓜总共1斤占1份，瘦肉2两占2份，鸡蛋1个占1份，鲜牛奶250克1袋占1.5份，这样搭配刚好符合她的热量控制要求。如果要使食品搭配经常翻新，则可在以上列出的4类食品交换份量表中进行等热量的食品自由对换，但要注意最好是同类食品进行对换。例如，如果想吃鱼，则可以少吃1两瘦肉，改为1两半的鱼肉；如果血糖控制尚可，想吃水果，则可以减少主食量，进食等份热量的水果；如果不喝牛奶，则可多吃相等热量的鱼肉、豆类食品。

3. 升糖指数对食物调配的影响

每种食物对血糖的影响不同。升糖指数（GI）是指食物进入人体2个小时内血糖的相对速度。GI高（GI ≥ 70）的食物引起人体血糖升高程度快，GI低（GI ≤ 55）的食物引起人体血糖升高速度慢。

（1）低升糖食物

五谷类：藜麦、全麦（全谷）面、荞麦面、粉丝、黑米、黑米粥、粟米、通心粉、藕粉。

蔬菜：魔芋、大白菜、黄瓜、苦瓜、芹菜、茄子、青椒、海带、鸡蛋、金针菇、香菇、菠菜、番茄、豆芽、芦笋、花椰菜、洋葱、生菜。

豆及豆制品类：黄豆、眉豆、鸡心豆、豆腐、豆角、绿豆、扁豆、四季豆。

生果：西梅、苹果、水梨、橙、桃、提子、沙田柚、雪梨、车厘子、柚子、草莓、樱桃、金橘、葡萄、木瓜。

饮料类：牛奶、低脂奶、脱脂奶、低脂乳酪、红茶、酸奶、无糖豆浆。

糖及糖醇类：果糖、乳糖、木糖醇、艾素麦、麦芽糖醇、山梨醇。

（2）中升糖食物

五谷类：红米饭、糙米饭、西米、麦粉面条、麦包（麦粉红糖）、麦片、燕麦片。

蔬菜：番薯、芋头、薯片、莲藕、牛蒡。

肉类：鱼肉、鸡肉、鸭肉、猪肉、羊肉、牛肉、虾子、蟹。

豆及豆制品类：焗豆、冬粉、奶油、炼乳、鲜奶精。

生果：木瓜、提子干、菠萝、香蕉、芒果、哈密瓜、奇异果、柳橙。

糖及糖醇类：蔗糖、蜂蜜、红酒、啤酒、可乐、咖啡。

（3）高升糖食物

五谷类：白饭、馒头、油条、糯米饭、白面包、拉面、炒饭、爆米花。

肉类：贡丸、肥肠、蛋饺。

蔬菜：薯蓉、南瓜、焗薯。

生果：西瓜、荔枝、龙眼、凤梨、枣。

糖及糖醇类：葡萄糖、砂糖、麦芽糖、汽水、蜂蜜。

糖尿病患者选择 GI 较低的食物，可抑制餐后血糖上升过快，减轻胰岛 β 细胞的工作负荷，长期来说可以保护胰岛细胞功能。

二、运动管理

1. 运动方式

可以根据年龄、身体情况、爱好和环境条件等选择中低强度的有氧运动。低强度的运动包括购物、散步、做操、打太极拳、练气功等；中等强度的运动包括 快走、骑车、打高尔夫球和进行园艺活动等；强度较高的运动包括跳舞、有氧健身、慢跑、游泳、骑车上坡等。

2. 运动频率和时间

每周至少 150 分钟，分 5 天进行，每次运动 30 分钟左右。同时，还可以每周进行两次肌肉运动，如举重训练，训练时阻力为轻或中度。

3. 运动强度

运动强度应是最大运动强度的 60% ～ 70%。通常我们用心率来衡量运动强度，最大运动强度的心率（次 / 分）=200 — 年龄，那么，运动时应保持心率（次 / 分）为（200 — 年龄）×（60% ～ 70%）。简易计算法为：运动时保持脉率（次 / 分钟）=170 — 年龄。运动强度还可根据自身感觉来掌握，即周身发热、出汗，但不是大汗淋漓；或气喘吁吁，但能说话、不能唱歌。

4. 运动时机

应从吃第一口饭算起，在饭后 1 小时左右开始运动，因为此时血糖较高，运动时不易发生低血糖。切记：千万不要空腹做运动。

5. 其他

（1）选择的运动时间应相对固定，如每次都是在晚餐后做运动，或是在早餐后做运动，以利于血糖控制稳定。此外，切忌运动量忽大忽小，以免造成血糖明显波动。

（2）在运动之前，应该在医护人员的帮助下制定适合的运动计划。

（3）应选择合脚、舒适的运动鞋和袜。在正式运动前应先做低强度热身运动，将正式运动中要用到的肌肉伸展开，以免拉伤。

（4）如果是用胰岛素治疗的患者，应该在运动前将胰岛素注射在腹部，因为肢体活动可使胰岛素吸收加快、作用加强，易发生低血糖。

（5）运动过程中注意心率变化及感觉，如轻微喘息、出汗等，以掌握运动强度。若出现乏力、头晕、心慌、胸闷、憋气、出虚汗及腿痛等不适，应立即停止运动，原地休息。若休息后仍不能缓解，应及时到附近医院就诊。

（6）运动即将结束时，再做 5 ~ 10 分钟的恢复整理运动，并逐渐使心率降至运动前水平，而不要突然停止运动。

（7）在每次运动结束后应仔细检查双脚，若发现红肿、青紫、水疱、血疱、感染等，应及时就诊。

（8）活动量大或激烈活动时，应该调整食物及药物，以免发生低血糖；若自己备有血糖仪，最好在运动前和运动后各检测 1 次血糖，以掌握运动强度与血糖变化的规律；同时，应该随身携带糖果，以便出现低血糖时能够及时纠正。

三、用药管理

（一）口服降糖药物

高血糖的药物治疗多基于纠正导致人类血糖升高的两个主要病理生理改变——胰岛素抵抗和胰岛素分泌受损。根据作用效果的不同，口服降糖药可分为主要以促进胰岛素分泌为主要作用的药物（磺脲类、格列奈类、二肽基肽酶 -4 抑制剂）和通过其他机制降低血糖的药物（双胍类、噻唑烷二酮类、α - 糖苷酶抑制剂、钠 - 葡萄糖共转运蛋白 2 抑制剂）。

1. 二甲双胍

目前主要使用的双胍类药物是盐酸二甲双胍。双胍类药物主要药理作用是通过减少肝脏葡萄糖的产生而降低血糖。目前多个国家和国际组织制定的糖尿病指南中均推荐在超重和 2 型糖尿病合并肥胖患者中，二甲双胍是 2 型糖尿病患者首选口服降糖药物。临床研究显示，二甲双胍可以使糖化血红蛋白下降 1% ～ 1.5%。临床研究还证明，二甲双胍可以减少心血管病和死亡发生的危险。此外，双胍类药物还被证实可以防止或延缓糖尿病的进展。如果单独使用二甲双胍类药物不会发生低血糖和增重，同时可能还有降低体重的趋势。

二甲双胍的常见不良反应为引起胃肠道不适，如恶心、异味感觉、腹泻等。该药物对肝脏、肾脏和全身器官均无伤害作用。二甲双胍与胰岛素或促胰岛素分泌剂联合使用时可增加低血糖发生的危险性。双胍类药物禁用于肾功能不全 [血肌酐水平男性 >132.6μmol/L（1.5mg/dL），女性 >123.8μmol/L（1.4mg/dL），或预估肾小球滤过率（GFR） < 45mL/min]、肝功能不全、严重感染、缺氧或接受大手术的患者。正在服用二甲双胍者当 GFR 在 45 ～ 59mL/min 之间时不需停用，可以适当减量继续使用。造影检查如使用碘化对比剂时，应暂时停用二甲双胍。二甲双胍与乳酸性酸中毒发生风险间的关系尚不确定。长期使用二甲双胍者应注意维生素 B_{12} 缺乏的可能性。

2. 磺脲类

磺脲类药物属于促胰岛素分泌剂，主要药理作用是刺激胰岛 β 细胞分泌胰岛素，增加体内的胰岛素水平。临床研究显示，使用磺脲类药物可以将糖化血红蛋白降低 1% ～ 1.5%。目前在我国上市的磺脲类药物主要为格列苯脲、格列美脲、格列吡嗪、格列喹酮和格列齐特。各种药物在体内作用的强度和时间不同。请根据医嘱应用和服用，不要自行选用。消渴丸是含有格列本脲和多种中药成分的固定剂量复方制剂。消渴丸的降糖效果与格列本脲相当。与格列本脲相比，消渴丸低血糖发生的风险低，改善糖尿病相关中医症候的效果更显著。

3. 噻唑烷二酮类药物（TZDs）

TZDs 主要通过增加细胞对胰岛素的反应性而改善葡萄糖的代谢。目前在我国上市的主要药物为马来酸罗格列酮和盐酸吡格列酮。临床研究显示，

TZDs 可以使 HbA1c 下降 0.7% ～ 1%。TZDs 单独使用时不导致低血糖，但与胰岛素或胰岛素促泌剂联合使用时可增加低血糖发生的风险。体重增加、水肿是 TZDs 的常见不良反应。这种不良反应在与胰岛素联合使用时表现更加明显。TZDs 的使用与骨折和心力衰竭风险增加相关。有心力衰竭（纽约心脏学会心功能分级 Ⅱ 级以上）、活动性肝病或转氨酶升高超过正常上限 2.5 倍及严重骨质疏松和有骨折病史的患者应禁用本类药物。

4. 格列奈类

格列奈类药物为非磺脲类胰岛素促泌剂，我国上市的有瑞格列奈、那格列奈和米格列奈。此类药物主要通过刺激胰岛素的早时相分泌而降低餐后血糖，可将 HbA1c 降低 0.5% ～ 1.5%。此类药物需在餐前即刻服用，可单独使用或与其他降糖药联合应用（与磺脲类降糖药联合应用需慎重）。在我国新诊断的 2 型糖尿病人群中，瑞格列奈与二甲双胍联合治疗较单用瑞格列奈可更显著地降低 HbA1c，但低血糖的风险显著增加。格列奈类药物的常见不良反应是低血糖和体重增加，但低血糖的风险和程度较磺脲类药物轻。格列奈类药物可以在肾功能不全的患者中使用。

5. α- 糖苷酶抑制剂

α- 糖苷酶抑制剂通过抑制碳水化合物在小肠上部的吸收而降低餐后血糖。适用于以碳水化合物为主要食物成分和餐后血糖升高的患者。国内上市的α- 糖苷酶抑制剂有阿卡波糖、伏格列波糖和米格列醇。在我国 2 型糖尿病人群开展的临床研究结果如下：①在初诊的糖尿病患者中每天服用 300mg 阿卡波糖的降糖疗效与每天服用 1500mg 二甲双胍的疗效相当。②在初诊的糖尿病患者中阿卡波糖的降糖疗效与二肽基肽酶 -4 抑制剂（维格列汀）相当。③在二甲双胍治疗的基础上阿卡波糖的降糖疗效与二肽基肽酶 -4 抑制剂（沙格列汀）相当。α- 糖苷酶抑制剂可与双胍类、磺脲类、TZDs 或胰岛素联合使用。在中国冠心病伴 IGT（糖耐量减低）人群中的研究显示，阿卡波糖能减少 IGT 向糖尿病转变的风险。α- 糖苷酶抑制剂的常见不良反应为胃肠道反应，如腹胀、排气等。从小剂量开始，逐渐加量可减少不良反应。单独服用本类药物通常不会发生低血糖。用 α- 糖苷酶抑制剂的患者如果出现低血糖，治疗时需使用葡萄糖或蜂蜜，而食用蔗糖或淀粉类食物纠正低血糖的效果差。

6. 二肽基肽酶 -4 抑制剂（DPP-4 抑制剂）

此类药物通过抑制 DPP-4 而减少胰升糖素样肽 1（GLP-1）在体内失活，增加 GLP-1 在体内的水平。GLP-1 以葡萄糖浓度依赖的方式增加胰岛素分泌，抑制胰高糖素分泌，从而发挥降血糖的作用。

在我国 2 型糖尿病患者中的临床研究结果显示，DPP-4 抑制剂的降糖疗效为可降低 HbA1c 0.4% ～ 0.9%。单独使用 DPP-4 抑制剂不增加低血糖发生的风险。DPP-4 抑制剂对体重的作用为中性或增加。沙格列汀、阿格列汀不增加心血管病变、胰腺炎及胰腺癌发生的风险。在有肾功能不全的患者中使用西格列汀、沙格列汀、阿格列汀和维格列汀时，应注意按照药物说明书来减少药物剂量。在有肝、肾功能不全的患者中使用时利格列汀不需要调整剂量。

7. 钠 - 葡萄糖共转运蛋白 2 抑制剂（SGLT2i）

近年来，人们逐渐认识到肾脏葡萄糖重吸收在血糖调节中的作用并研发出 SGLT2i，通过抑制 SGLT2 或 SGLT1 的作用抑制葡萄糖重吸收，降低肾糖阈而促进尿葡萄糖排泄，从而达到降低血液循环中葡萄糖水平的目的。

在全球范围内，已完成的 SGLT2i 多项临床研究对该类药物的有效性与安全性进行了评价。SGLT2i 降低 HbA1c 幅度大，为 0.5% ～ 1%，减轻体重 1.5 ～ 3.5kg，降低收缩压 3 ～ 5mmHg。与胰岛素联合使用时，还可减少每日胰岛素用量 5.9 ～ 8.7U/d。SGLT2i 与常用的口服降糖药物比较，其降糖疗效与二甲双胍相当，优于西格列汀和磺脲类药物，有明显的减重效果。另外，SGLT2i 可降低血压、尿酸水平，减少尿蛋白排泄，降低 TG，同时升高 HDL-C 和 LDL-C，但不增加 LDL/HDL 比值。SGLT2i 单独使用时不增加低血糖发生的风险，联合胰岛素或磺脲类药物时，可增加低血糖发生风险。SGLT2i 主要的不良反应为生殖泌尿道感染，罕见的不良反应包括酮症酸中毒（主要发生在 1 型糖尿病患者），可能的不良反应包括急性肾损伤（罕见）、骨折风险（罕见）和足趾截肢（见于卡格列净）。

（二）注射类降糖药物

1. 胰岛素

（1）胰岛素治疗的要点：①2 型糖尿病患者在生活方式和口服降糖药联合治疗的基础上，若血糖仍未达到控制目标，应尽早（3 个月）开始胰岛素治疗。②2型糖尿病患者的胰岛素起始治疗可以采用每日1～2次胰岛素。③胰岛素的多次注射可以采用每日2～4次或持续皮下胰岛素输注（CSII）方法。④对于HbA1c ≥ 9%或空腹血糖 ≥ 11.1mmol/L同时伴明显高血糖症状的新诊断2型糖尿病患者，可考虑实施短期（2周至3个月）胰岛素强化治疗。

（2）胰岛素知识

1）基础胰岛素：理想的基础胰岛素治疗应该是提供持续稳定的基础胰岛素，作用时间要足够长，至少需要12～24小时，这样需要每天注射1～2次就可以了。基础胰岛素包括长效动物胰岛素、中效胰岛素（又称NPH）、长效胰岛素类似物。长效胰岛素类似物即可满足理想基础胰岛素的需求，如地特胰岛素。而NPH因为有峰值，所以不够理想，但应用非常广泛。

2）餐时胰岛素：理想的餐时胰岛素应该是注射后即开始起效，这样可以在进餐的时候注射。餐时胰岛素还应该有一个陡直的作用峰，因为通常进食后2～3小时是葡萄糖进入细胞内的主要时间，胰岛素的作用高峰应覆盖这部分时间，然后很快恢复到基础状态。速效胰岛素类似物即符合这些要求，是理想的餐时胰岛素；短效人胰岛素也是用于餐时的胰岛素，但是峰值不够陡，持续时间过长。

3）预混胰岛素：预混胰岛素听起来像是有两种胰岛素，其实只有一种胰岛素在里面，只是加入了不同比例的鱼精蛋白。鱼精蛋白会与短效胰岛素或速效胰岛素类似物结合，结合以后使一部分胰岛素（75%、70%、50%）变成中效的，通常把这部分称为NPH。如果注射了预混胰岛素也就意味着会得到一个来自速效或短效部分的餐时胰岛素及NPH部分的基础胰岛素。例如，预混30R中速效成分占30%，中效成分占70%；预混50R中速效成分和中效成分各占50%。

（3）开始胰岛素治疗

1）基础胰岛素包括中效和长效胰岛素治疗：一般情况下，基础胰岛素是口服药失效时实施口服药和胰岛素联合治疗的首选用药。其中胰岛素模拟基础胰岛素分泌降低基础血糖，口服药主要降低餐后血糖。

使用方法：继续口服降糖药治疗，同时联合中效胰岛素（如诺和灵 ®N）或长效胰岛素类似物（如甘精胰岛素或地特胰岛素）睡前注射，每日1针。开始时剂量为 0.2 单位 / 千克体重，根据空腹血糖水平调整胰岛素用量，通常每 3 ～ 4 天调整 1 次，根据血糖的水平每次调整 1 ～ 4 个单位，直至空腹血糖达标。

2）预混胰岛素治疗：在饮食、运动和口服降糖药治疗的基础上，糖化血红蛋白较高的 2 型糖尿病患者，可以直接使用预混胰岛素治疗。预混胰岛素中的速效成分模拟餐后胰岛素分泌降低餐后血糖，中效成分模拟基础胰岛素分泌降低基础血糖。此方式是目前应用最为广泛的治疗方案。

使用方法：开始时预混胰岛素剂量一般为每天 0.4 ～ 0.6 单位 / 千克体重，在早餐前及晚餐前各打 1 次即可控制全天血糖。根据空腹血糖、早餐后血糖和晚餐前的胰岛素用量，每 3 ～ 5 天调整 1 次，根据血糖水平每次调整的剂量为 1 ～ 4 单位，直到血糖达标。

3）胰岛素强化治疗：有些 2 型糖尿病患者、妊娠糖尿病患者、口服降糖药同时加用基础胰岛素后血糖控制仍然不好的患者，或使用预混胰岛素治疗后血糖仍不能达标、反复出现低血糖的患者，应该进行胰岛素强化治疗。

理想的胰岛素治疗应更加接近生理性胰岛素分泌的模式，即基础胰岛素加餐时胰岛素的治疗模式。可以采用不同作用类别的胰岛素，既补充基础胰岛素又补充餐时胰岛素，从而达到更有效地控制患者全天血糖谱的目的。也可以使用胰岛素泵利用一种胰岛素采取不同的输注方式，从而达到既补充基础胰岛素又补充餐时胰岛素的目的。该法与普通胰岛素治疗相比，具有更好的血糖控制作用，调节血糖更加灵活。

胰岛素强化治疗方案：一般每日给予 4 次以上的胰岛素皮下注射治疗（经典强化）；胰岛素泵注射治疗（泵强化）；每日 3 次的诺和锐®30 皮下注射（简单强化）。

举例：1 天 4 针或更多，在三餐前注射短效胰岛素或速效胰岛素类似物，降低餐后血糖，在睡前注射中效胰岛素或长效胰岛素类似物，降低基础血糖。根据空腹血糖和三餐后血糖的水平分别调整睡前和三餐前的胰岛素用量，每 3 ～ 5 天调整 1 次，根据血糖水平每次调整的剂量为 1 ～ 4 单位，直到血糖达标。

注意：胰岛素强化治疗最常见的不良反应是低血糖。发生的原因主要有剂量过大；使用胰岛素后延迟进餐或误餐；碳水化合物进食减少；体力活动增加。因此，接受胰岛素强化治疗后请根据病情严格监测血糖变化，防止出现低血糖。

（4）胰岛素应用时间：正常来说，当进食10分钟后食物开始被消化吸收，血糖开始升高。但是短效胰岛素在注射30分钟后才开始起降低血糖的作用。如果在注射短效胰岛素后就立即吃饭，那么血糖水平将在胰岛素起效前升得过高。因此，注射短效胰岛素（或含有短效胰岛素的预混胰岛素）的方法是在饭前30分钟注射。但是这样并不很方便，因此，大部分医生和患者更喜欢使用速效胰岛素类似物。这种胰岛素更方便，可以注射后立刻进食。

（5）胰岛素的剂量调整方法：胰岛素的每日需要剂量应个体化。如无急性并发症，开始剂量可按每日12～20单位，或按体重计算初始剂量（每日0.4～0.5单位/千克体重）。因血糖高低不同，且个体对胰岛素的敏感性差异较大，因此具体剂量因人而异。应该经常监测餐前、餐后血糖，根据血糖每3～5天调整1次剂量，每日增减4单位左右，直至血糖控制达标。

具体方法举例：如早餐前血糖高应增加晚餐前或临睡前的中效或长效胰岛素；如临睡前血糖高，应增加晚餐前短效胰岛素。反之，如出现血糖偏低，则相应减少胰岛素剂量。在调整胰岛素剂量期间要尽量保证饮食、运动的规律性，这样便于调整好剂量。总之，调整胰岛素剂量一定要配合饮食、运动、工作强度的变化而灵活掌握，同时一定要避免低血糖。

（6）胰岛素的储存：尚未使用的胰岛素产品储存时的推荐温度是2～8℃，正在使用的胰岛素产品应在室温下（不超过25～30℃）保存。在存储的任何时候都应避免被冷冻。因此，在冰箱中存储时应注意冰箱的实际温度情况，同时避免放置在冰箱后部（离冷冻层较近的位置）。冷冻过的胰岛素绝对禁止继续使用。

温度过高会影响胰岛素的稳定性和有效性。高温时，胰岛素因蛋白质发生变性，可能形成某些结晶、沉淀或丝状纤维。因此，患者在每次使用前用肉眼进行检查是有必要的，如果发现外观异常则应停止使用。室温高于30℃时，建议应用冰袋或保温瓶等装置进行保存。

无论是未使用的胰岛素产品还是正在使用的胰岛素产品，超出有效期或使用期限必须丢失，切勿使用。

（7）胰岛素的注射问题

1）注射工具：包括注射器和注射笔。

2）胰岛素注射方法：最好的保证胰岛素被注射入皮下层而非肌层的方法是捏起皮肤的注射方法。

3）胰岛素治疗方式：皮下注射、肌肉注射、静脉注射和胰岛素泵治疗等，最常用的是皮下注射。

4）胰岛素的注射部位：不同胰岛素注射部位吸收速度不同。优先选择腹部。每次的注射点应距离 3cm，尽量避免在 1 个月内重复使用同一个注射点。

5）8 个注射技术问题：①注射后是否需要卸下针头：每次注射后必须取下针头，否则可能增加微生物污染的可能性，同时在温度变化时有可能有药液流出或进入空气，也可能因漏液而出现药液堵塞针头，严重影响治疗效果。②注射针头是否可以多次使用：不可以，胰岛素注射针头上有一层特殊的涂层，可以在注射过程中起到润滑的作用，但是注射完一次之后，涂层会有损坏，引起各种问题，如涂层被破坏后注射会感到疼痛，被刮坏的涂层缝隙中会生长细菌引起感染，涂层被破坏的针头容易折断。③胰岛素应该注射在皮下还是肌肉层：注射在皮下层。④胰岛素是否应该捏起皮肤注射：在绝大多数情况下，捏起皮肤注射更能确认注射在皮下层。⑤怎样才是正确的捏起皮肤的方法：用 2 ～ 3 个手指捏起。⑥胰岛素应该用什么角度注射，90 度还是 45 度：如果捏起皮肤注射，两种方法都是正确的。⑦怎样避免皮下脂肪硬结：轮换注射部位并避免重复使用。⑧注射胰岛素应该让针尖留在皮下多长时间：5 ～ 10 秒。

（8）其他：①定期监测血糖，不可随意停止注射胰岛素。②胰岛素的主要不良反应是低血糖和体重增加，因此应在保证血糖达标的前提下尽量减少胰岛素剂量。③如果外出就餐，最好把胰岛素带到就餐处，在进餐前注射，以防等餐时间过长，引起低血糖。④根据血糖情况加餐或分餐。⑤自己注射胰岛素的老人，在注射胰岛素后，等候进餐期间切忌做各种家务，以免运动过量导致低血糖发生，并且不要忘记或延误进餐。⑥外出旅游时携带胰岛素应避免冷、热及反复震荡，不可将胰岛素托运，应随身携带。需备齐以下物品：胰岛素、注射笔、酒精棉、糖果、糖尿病救助卡。

2. GLP-1 受体激动剂

GLP-1 受体激动剂（胰高血糖素样肽 -1 受体激动剂）通过激动 GLP-1 受体而发挥降低血糖的作用。GLP-1 受体激动剂以葡萄糖浓度依赖的方式增强胰岛素分泌、抑制胰高糖素分泌，并能延缓胃排空，通过中枢性的食欲抑制来减少进食量。目前国内上市的GLP-1受体激动剂为艾塞那肽、利拉鲁肽、利司那肽和贝那鲁肽，均需皮下注射。GLP-1受体激动剂可有效降低血糖，并有显著降低体重和改善TG、血压和体重的作用。单独使用GLP-1受体激动剂不明显增加低血糖发生的风险。GLP-1受体激动剂可以单独使用或与其他降糖药联合使用。多项临床研究结果显示，在一种口服降糖药（二甲双胍、磺脲类）治疗失效后加用GLP-1受体激动剂有效。GLP-1受体激动剂的常见不良反应为胃肠道症状（如恶心、呕吐等），主要见于初始治疗时，不良反应可随治疗时间延长逐渐减轻。

四、个体化血糖控制目标管理

血糖监测能够有效监控病情变化和治疗效果，以利于及时调整治疗方案，从而有效延缓并发症的发生和发展。每一位患者的治疗目标和策略都应该是个体化的，医生会对每个危险因素分别进行考虑。为了使患者能更好地明确并达到治疗目标，现列出中国成人2型糖尿病HbA1c值建议及中国成人高血糖管理目标专家共识供参考。（表4、表5）

表4 中国成人2型糖尿病HbA1c值建议（2011年）

HbA1c水平（%）	适用人群
< 6	新诊断、年轻、无并发症及伴发疾病，降糖治疗无低血糖和体重增加等不良反应；无须降糖药物干预者；糖尿病合并妊娠；妊娠期发现的糖尿病
< 6.5	< 65岁无糖尿病并发症和严重伴发疾病；糖尿病计划妊娠
< 7	< 65岁口服降糖药物不能达标合用或改用胰岛素治疗；≥ 65岁，无低血糖风险，脏器功能良好，预期生存期 > 15年；胰岛素治疗的糖尿病计划妊娠
≤ 7.5	已有心血管疾病（CVD）或CVD极高危
< 8	≥ 65岁，预期生存期5～15年
< 9	≥ 65岁或恶性肿瘤预期生存期 < 5年；低血糖高危人群；执行治疗方案困难者，如精神或智力或视力障碍等；医疗等条件太差

注：HbA1c反映近3个月平均血糖水平；达标的前提是安全可行；HbA1c较高者应防止高血糖症状、急性代谢紊乱和感染。

表5　中国成人高血糖管理目标专家共识（2013年）

血糖水平	适用人群
FBG 或 PMBG 4.4 ～ 6mmol/L 2hPBG 或任意时点血糖 6 ～ 8mmol/L	新诊断、病程较短、无并发症和严重伴发疾病的非老人（＜65岁）糖尿病患者
FBG 或 PMBG 8 ～ 10mmol/L 2hPBG 或任意时点血糖 8 ～ 12mmol/L	（1）脑心血管病高危人群 （2）使用糖皮质激素治疗人群 （3）独居的非老年患者，若无低血糖风险及脑心血管疾病者
FBG 或 PMBG 8 ～ 10mmol/L 2hPBG 或任意时点血糖 8 ～ 12mmol/L，其至最高血糖 可放宽至 13.9mmol/L	（1）低血糖高危人群：糖尿病病程＞15年，有无感知性低血糖病史，有严重伴发疾病如肝肾功能不全或全天血糖波动大者 （2）脑心血管病患者 （3）年龄≥80岁的患者 （4）预期寿命＜5年者如癌症，精神或智力障碍者，老年独居者，胃肠外营养者

注：FBG：空腹血糖；PMBG：餐前血糖；2hPBG：餐后2小时血糖。

五、低血糖的管理

1. 什么是低血糖

对于糖尿病患者来说，只要血糖值≤3.9mmol/L就属于低血糖。此时患者对外界的反应能力已下降，且由于降糖药物的作用，血糖可能会进一步降低。低血糖按严重程度分3级：3.0mmol/L ≤血糖值＜3.9mmol/L（1级）；血糖值＜3.0mmol/L（2级）；需要他人帮助治疗的严重事件，伴有意识和（或）躯体改变，但没有特定血糖界限（3级）。低血糖对健康影响很大，是血糖控制达标过程中应特别注意的问题。

2. 低血糖的信号

如果血糖太低，或者下降速度过快，机体就会释放肾上腺素，发生低血糖症状。低血糖的常见"报警"信号有发抖、紧张、出汗、急躁易怒、不友好、焦虑、头痛、饥饿等。有一些患者尽管发生了低血糖但却感知不到，这种低血糖症状称为无意识低血糖，因为感知不到身体的"报警"，因而风险很大。解决方法是增加血糖监测频率。在以下情况下，患者很可能无法发现或者错过低血糖发生的早期信号：①可能患有轻度的自主神经病（由于糖尿病导致的神经损伤）。②已经患有很多年的糖尿病。③最近刚发生过一次低血糖。近期发生的低血糖会导致患者身体对下一次低血糖的反应性下降，以至于即使血糖已经下降到更低的水平仍然没有任何症状。④如果血糖经常严格控制在3.9mmol/L（70mg/dL），当血糖有时降到这个水平以下时，患者的身体已经不会再有什么反应。这就是为什么当患者的血糖控制目标接近正常值时要更频繁监测血糖的原因。

3. 低血糖的预防

应用胰岛素或胰岛素促分泌剂时从小剂量开始，逐渐增加剂量，谨慎地调整剂量。未按时进食，或进食过少的患者应定时定量进餐，如果进餐量减少应相应减少药物剂量，有可能延误就餐时间时应提前做好准备。如果运动量增加，运动前应增加额外的碳水化合物摄入。

4. 低血糖的治疗

低血糖的治疗方法——"吃15，等15"。

当出现了一些低血糖反应的时候，身体需要大量的葡萄糖，这时需要吃或喝一些含糖或淀粉的食物。患者应该随身携带"口袋糖"。当第一次注意到低血糖反应时，如果条件允许，立即检测血糖，随后采取"吃15，等15"的方法，即摄入15g的葡萄糖或其他无脂碳水化合物，然后等15分钟再次检测血糖，如果血糖没有上升到正常值范围，再摄入15g碳水化合物，然后再等15分钟检测血糖。

碳水化合物的来源：以下每一种食物均含有约15g的碳水化合物：①2～5个葡萄糖片，视不同商品标识而定。这是最好的治疗物品。②半杯橘子汁。③10块水果糖。④两大块方糖。⑤一大汤勺的蜂蜜或玉米汁。⑥一杯脱脂牛奶。当渡过了低血糖反应之后，如果是在午夜或距离下一餐至少还有1个小时的时间，那么还需要吃一些零食。

低血糖症状在血糖水平恢复正常后经常会持续一段时间，此时需要抵制住想吃东西的欲望，否则有可能摄入过多的额外热量，使血糖可能变得过高。

【一些特殊情况】

（1）夜间低血糖：有没有发现清晨醒来睡衣或者被褥是潮湿的？有没有感觉睡得不安宁或者做噩梦？当醒来时有没有感觉头痛或者仍然很累？如果有这些情况，患者可能有夜间低血糖。可以连续测两天凌晨2～3时的血糖，监测有没有夜间低血糖，让医生来调整治疗方案，避免夜间低血糖的发生。

以下方法可避免出现夜间低血糖：①如果在晚餐前使用 NPH 作为混合胰岛素治疗的一部分，将两种胰岛素分别注射，即餐前注射速效胰岛素，睡前注射 NPH（注意剂量的调整）。②在睡前吃点零食，需要医生指导总热量的摄入。③将 NPH 换成长效胰岛素类似物，这类胰岛素的夜间低血糖发生率低。

（2）重度低血糖：如果低血糖的早期症状和信号没有被注意到，患者可能会发展成为重度低血糖，一般表现为昏昏欲睡或意识混乱，无法进食，可能丧失意识或发生抽搐惊厥。

重度低血糖是一个真正的紧急状况。需要拨打"120"急救，同时注射胰高血糖素。这样可以升高血糖水平，并且恢复患者意识。胰高血糖素对于肝脏内没有储存葡萄糖的患者无效，比如酗酒者。

胰高血糖素会在 2 ~ 10 分钟内起作用。让患者小口小口地喝一些果汁。如果有可能最好吃些东西。在危机过去之后，应及时告知医生发生过一次低血糖，并且严重到必须注射胰高血糖素及进行抢救的地步。

六、中医药治疗管理

（一）中成药治疗

1. 六味地黄丸

[功效] 滋阴补肾。

[适应证] 糖尿病偏肾阴亏虚，症见头晕耳鸣、腰膝酸软、骨蒸潮热者。

[用法] 每次 6g（或按说明），每日 3 次。

2. 金匮肾气丸

[功效] 温补肾阳，化气行水。

[适应证] 糖尿病偏肾阳亏虚，症见腰膝酸软、小便不利、畏寒肢冷者。

[用法] 每次 6g（或按说明），每日 3 次。

3. 消渴丸

[功效] 滋肾养阴，益气生津。

[适应证] 糖尿病气阴两虚，症见多饮、多尿、多食、消瘦、体倦乏力、眠差、腰痛者。

[用法]每次 5 ～ 10 丸，每日 2 ～ 3 次（或按说明）。

[注意事项]因其内含有磺脲类降糖药物优降糖，故应在医生具体指导下使用。

4. 参芪降糖颗粒

[功效]益气养阴，滋脾补肾。

[适应证]糖尿病气阴两虚兼血瘀证者。

[用法]每次 1 包（或按说明），每日 3 次。

5. 天芪降糖胶囊

[功效]益气养阴，清热生津。

[适应证]2 型糖尿病气阴两虚，症见倦怠乏力、口渴喜饮、五心烦热、自汗、盗汗、气短懒言、心悸失眠者。

[用法]每次 5 粒，每日 3 次。

6. 疏肝降脂片

[功效]疏肝养肝，清热利湿。

[适应证]2 型糖尿病合并肥胖、脂肪肝、血脂异常者。

[用法]每次 3 片，每日 3 次。

（二）中医特色治疗

1. 贴敷治疗

用阿魏、海龙、海马、人参、鹿茸、珍珠、郁金等药制成消渴膏，敷于气海穴并与针灸配合，具有益气生津、补肾壮阳、扶正固本、活血化瘀功能。

2. 推拿按摩治疗

（1）背腰部操作：①用推法推督脉（后正中线）4 次，推脊柱两侧膀胱经第 1 侧线（距后正中线 1.5 寸）4 次、第 2 侧线（距后正中线 3 寸）4 次，约 4 分钟。②重点按揉胰俞（第 8 胸椎棘突下旁开 1.5 寸）和局部阿是穴（痛点），同时按揉腰部中线两侧，每处约 2 分钟。③用擦法直擦背膀胱经第 1 侧线，横擦腰部以透热为度。

（2）胁腹部操作：用拇指按揉中脘、梁门、气海、关元，每穴约 2 分钟，掌振神阙穴约 2 分钟，用掌平推法直推上腹部、小腹部约 4 分钟，擦两胁肋部，以透热为度。

（3）四肢部操作：以指揉曲池 1 分钟，点按三阴穴 2 分钟，用力均以酸胀为度；用拿法拿上臂、下肢 4 次；用揉捏法施于上臂、下肢 4 次；用擦法擦涌泉穴，以透热为度；以拍法、击打法结束。

3. 低频脉冲疗法

可选用涌泉、中脘、足三里穴，以脉冲低频电刺激治疗；也可选用胰俞、膈俞、肺俞、脾俞穴，以电脉冲刺激法治疗，疗效确切。该法简便易行、费用低，无毒不良反应。

4. 耳穴贴压

主穴胰、内分泌、三焦、耳迷根、神门；配穴肺、胃、肾。采用耳穴压豆法。

5. 药膳食疗

（1）苦瓜茶

[原料] 鲜苦瓜 1 个，绿茶 3g。

[制作] 鲜苦瓜洗净切片，与绿茶 3g 一起放入杯中，用热水冲泡。分次饮用。

[功用] 清凉除热，益气止渴，适用于轻型糖尿病患者。

（2）黄芪山药茶

[原料] 生黄芪 30g，怀山药 30g。

[制作] 两味药煎水代茶饮。

[功用] 补气益阴，适用于糖尿病之偏于脾胃虚弱及肺气不足者。

（3）天花粉茶

[原料] 天花粉 125g。

[制作] 上药制成粗粉，每日 15 ～ 20g，沸水冲泡。代茶频饮。

[功用] 生津止渴，适用于糖尿病之消渴多饮、口干舌燥、尿多、皮肤干枯者。

（4）苦荞麦茶

[原料] 苦荞麦 30g，绿茶适量。

[制作] 煎水代茶饮。

[功用] 健脾利湿，适用于糖尿病偏于湿热较盛者。

（5）山药薏米粥

[原料] 怀山药 60g，薏苡仁 30g，小米 50 ～ 100g。

[制作] 以上两味药与小米共熬粥食用。

[功用] 补益脾胃，养肺滋肾，适用于糖尿病之脾胃虚弱、口渴善饥者，本方食后有饱腹感，可减少饭量。

（6）枸杞子粥

[原料] 枸杞子 15 ～ 20g，糯米 50g。

[制作] 将枸杞子和糯米一同放入砂锅内，加水 500g，用文火烧至沸腾，待米开花、汤稠时，停火焖 5 分钟即成。每日早晚温服。

[功用] 滋补肝肾，益精明目，适用于糖尿病之肝肾阴虚，症见头晕目眩、视力减退、腰膝酸软者。

（7）蚌肉苦瓜汤

[原料] 苦瓜 250g，蚌肉 100g。

[制作] 将活蚌放清水中养两天，洗净后取蚌肉，与苦瓜共煮汤，熟后酌加油、盐调味即成。佐餐食用。

[功用] 清热滋阴。据文献记载，苦瓜、蚌肉均有降血糖作用。苦瓜粗提取物含类似胰岛素物质，有明显的降血糖作用。中医学认为，苦瓜性味甘苦寒凉，能清热、除烦、止渴；蚌肉甘咸而寒，能清热滋阴、止渴利尿。本品适用于糖尿病之偏于胃阴虚有热者。

（8）枸杞子炖兔肉

[原料] 枸杞子 15g，兔肉 250g。

[制作] 兔肉切块，在沸水中余去血水后捞出，放入砂锅内，加清汤、枸杞子、葱、姜、胡椒粉、料酒、盐，烧沸后用文火炖至兔肉熟烂，拣去葱、姜，加入味精即成。饮汤食兔肉，佐餐食用。

[功用] 滋补肝肾。枸杞子为滋补肝肾之良药，据药理研究，其有降血糖作用。兔肉有补中益气、止渴健脾、滋阴强壮之功用，《本草纲目》及《增补本草备要》均言能"治消渴"。本品适用于糖尿病之偏于肝肾不足者。肠燥胃热者不宜。

（9）清蒸茶鲫

[原料] 鲫鱼 500g，绿茶适量，葱、姜、红椒适量。

[制作] 将鲫鱼去腮、内脏，洗净，盘底铺上葱段、姜片，将鱼腹内装满泡过的绿茶后放入盘中，上蒸锅清蒸约 10 分钟。倒掉蒸出的汤汁，在鱼上撒葱丝、红椒丝。锅中放入少许油，加热后放入蒸鱼豉油、蚝油烧热后，淋在鱼上即成。佐餐食用。

[功用] 补虚，止烦消渴，适用于糖尿病症见口渴多饮及热病伤阴者。

（三）名医名家治疗经验

张发荣教授认为，糖尿病患者病情复杂，临床表现千变万化，单靠共性（对病）治疗是不够的，故将糖尿病分为以下 5 个证型。

1. 阴虚燥热型

以口渴多饮、大便干燥为特点，可见多食、心烦、小便及肛门灼热、手足心热。其因在于津伤则燥，阴虚则热，而燥热内盛又更伤阴津。治当清泄燥热以护阴。

药用石膏、知母清泄肺胃邪热，兼能护阴保津。便秘者，多配伍通便泄热的大黄；热重者，用生大黄泡服；热轻者用熟大黄，或用大黄久煎以减轻其苦寒之性。方选白虎汤、增液承气汤等。

2. 脾虚痰湿型

以脘腹痞闷，舌苔厚腻为特点，可见不思饮食、恶心、呕吐、头昏沉、四肢困倦、大便稀溏等。其因在气郁湿阻，或脾虚不运。湿为阴邪，黏滞难去，而脾喜燥恶湿，得阳始运。治当运脾化湿。

药用苍术、藿香、法半夏、陈皮、厚朴。方选藿朴夏苓汤、香砂养胃丸、藿香正气散化裁。

3. 肾气亏虚型

以脉微细或血糖久治难降为特点，可见腰酸膝软、行走飘浮。偏阴虚者可兼见心烦、失眠多梦、手足心热或面部潮红；偏阳虚者可兼见畏寒、肢体欠温、五更作泄、小便清长。由失治、误治、难治、迁延日久穷及肾元；或禀赋薄弱，素体方虚所致。治当培元固本，填实肾精，兼调阴阳。

药用枸杞子、桑椹。偏阴虚者宜用黄精、制首乌、女贞子、山茱萸、熟地黄、桑寄生、玄参、墨旱莲、麦冬。虚火甚者可选加知母、黄柏、龟甲、牡丹皮；偏阳虚者酌选菟丝子、覆盆子、淫羊藿、紫河车、鹿胶。方选六味地黄丸、左归丸、知柏地黄丸、肾气丸等。

4.气阴亏虚型

以口干、多饮、多尿为主要表现。治当首重益气，亦重养阴，兼顾行血。

益气选西洋参为君，酌选红参、太子参、党参、黄芪、白术、山药、山茱萸为佐。养阴以玄参、枸杞子、生地黄为常用；若欲生津，宜用粉葛、芦根、天生粉为主，供选药还有天冬、麦冬、乌梅、黄精；如阴虚而兼有虚热的表现，知母、黄柏降火之药也可适当选用；行血多选取三七粉冲服。

5.瘀血阻络型

以唇舌瘀暗、局部脉络青紫为特点，可见局部刺痛、坏疽、小便点滴难尽、出血。治宜活血化瘀，兼顾其本。

药用三七粉、血竭、水蛭。三七活血化瘀，兼可行气止痛；血竭活血破血，辛香走窜善入络脉逐瘀，止痛作用强；水蛭破瘀通络，为虫蚁之品，升降灵动，凡沉疴顽疾，变瘀着络者，无不用之以松透病根。三药配合具有"化""通""破"的特点，是散瘀摧坚的上品。方选桃红四物汤、丹参饮、补阳还五汤、血府逐瘀汤化裁。

糖尿病肾病的管理

扫码看视频

一、概述

（一）定义

糖尿病肾病泛指糖尿病肾脏疾病（diabetic kidney disease，DKD），主要指糖尿病性肾小球硬化症，是糖尿病常见的慢性微血管并发症之一。DKD 的发生首先以微血管的血流动力学改变为起点，继而发生以毛细血管基底膜增厚和系膜基质扩展为特征的肾小球硬化。DKD 病变可累及全肾，其临床特点为蛋白尿，继而出现水肿、高血压、肾功能损害等表现，当出现大量蛋白尿，肾功能进一步损害，进展至终末期肾病（end stage renal disease，ESRD）的速度远远超过其他肾脏病，大约为后者的 14 倍。在欧美国家，糖尿病肾脏疾病已成为引起 ESRD 的最主要原因。1 型或 2 型糖尿病患者如果不死于心血管疾病，约有 50% 的患者将会出现糖尿病肾病。

糖尿病肾病多属中医学"消渴""消渴肾病""水肿""关格""虚劳"等范畴。

（二）诊断标准

糖尿病肾病的诊断标准参照中华医学会糖尿病学分会微血管并发症学组制定的《糖尿病肾病防治专家共识（2014 年版）》，符合任何一项者可考虑为糖尿病肾脏病变（适用于 1 型及 2 型糖尿病）（表 6）。

表 6　糖尿病肾病诊断标准

NKF-K/DOQI 标准	出现以下任一条者，考虑肾损伤由糖尿病引起 （1）大量白蛋白尿 （2）糖尿病视网膜病变伴微量白蛋白尿 （3）在 10 年以上糖尿病的 1 型糖尿病中出现微量白蛋白尿
中华医学会糖尿病学分会微血管并发症学组工作指南	（1）大量白蛋白尿 （2）糖尿病视网膜病变伴任何一期 CKD （3）在 10 年以上糖尿病病程的 1 型糖尿病中出现微量白蛋白尿

诊断时，出现以下情况之一的应考虑慢性肾脏病（chronic kidney disease, CKD）是由其他原因引起的：①无糖尿病视网膜病变。② GFR 较低或迅速下降。③蛋白尿急剧增多或有肾病综合征。④顽固性高血压。⑤尿沉渣活动表现。⑥其他系统性疾病的症状或体征。⑦血管紧张素转换酶抑制剂（ACEI）或血管紧张素 Ⅱ 受体拮抗剂（ARB）类药物开始治疗后 2 ～ 3 个月内肾小球滤过率下降超过 30%。

（三）分期

1. 临床分期

根据临床与病理过程，Mogensen 分期法将 DKD 分为 5 期。

Ⅰ 期：肾小球肥大，呈高滤过状态，肾小球滤过率升高，无肾脏病理组织学改变。

Ⅱ 期：间歇性微量白蛋白尿期，尿蛋白排泄率正常或运动后增高，肾脏病理可有肾小球基底膜增厚和系膜扩张；同时，需排除其他因素引起的尿白蛋白排泄一过性增加，如糖尿病酮症酸中毒、泌尿系感染、运动、高血压、心力衰竭、全身感染、发热、妊娠等。

Ⅲ期：持续性微量白蛋白尿期，肾小球滤过率正常，病变仍为可逆性。

Ⅳ期：显性蛋白尿期，尿常规检查尿蛋白水平（＋）～（＋＋＋），可多达肾病范围的蛋白尿，肾小球滤过率下降，病理有典型的弥漫性肾小球硬化改变。

Ⅴ期：肾功能衰竭期，尿蛋白排泄可减少，肾功能异常。

2. 病理分级

本病病理分级见表7。

表7　糖尿病肾病的病理分级

病理分级	诊断标准
Ⅰ	光镜轻微非特异性改变，电镜下基底膜增厚
Ⅱa	>25% 的系膜轻度增宽，系膜增生面积小于毛细血管袢面积
Ⅱb	>25% 的系膜严重增宽，系膜增生面积小于毛细血管袢面积
Ⅲ	至少一个结节硬化
Ⅳ	50% 的肾小球进展性糖尿病性肾小球硬化

二、西医治疗管理

糖尿病肾病的治疗以控制血糖、控制血压、控制血脂、减少尿白蛋白为主，还包括生活方式干预、纠正脂质代谢紊乱、治疗肾功能不全的并发症、透析治疗等。

（一）血糖控制及用药选择

1. 血糖控制目标

对于 CKD 合并糖尿病的患者，应将患者的 HbA1c 控制在 7% 左右。《中国成人 2 型糖尿病 HbA1c 控制目标的专家共识》建议对 2 型糖尿病合并中重度慢性肾病患者的 HbA1c 可适当放宽至 7% ～ 9%。

2. 选药原则

治疗伴有 CKD 的糖尿病的理想降糖策略是在有效降糖的同时，不增加低血糖发生的风险，同时避免诱发乳酸性酸中毒或增加心力衰竭风险。一般而言，对 CKD1 ～ 2 期的患者，肾功能相对保留，降糖药物的使用多没有特殊的限制。CKD3 ～ 5 期的患者肾功能明显下降，对药物的代谢影响大，此时大多数口服降糖药物需酌情减量或停药，同时胰岛素也可能发生蓄积，应注意减量，而且需严格监测血糖，确保随机血糖 >5mmol/L，以避免低血糖的发生。

3. 糖尿病肾病合并慢性肾功能不全用药推荐

（1）双胍类：代表药物为二甲双胍。二甲双胍以原形经肾脏直接排泄，当肾功能严重损害时二甲双胍与乳酸易在体内蓄积，从而增加乳酸性酸中毒的风险，GFR ≥ 60mL/min 无须调整剂量；GFR 在 45 ～ 59mL/min 时需减量，GFR < 45mL/min 时禁用。

（2）磺脲类：其代表药物及在慢性肾脏病中的使用推荐如下。

格列本脲：半衰期较长，且其代谢产物也具有降糖活性，约50% 经肾脏排泄，易在体内聚积，从而可能引起严重的低血糖事件，且低血糖的持续时间可超过 24 小时。因此，仅推荐格列本脲用于慢性肾脏病 1 ～ 2 期的患者；慢性肾脏病 3 ～ 5 期禁用。

格列美脲：该药代谢产物仍有降糖活性，其代谢产物及原型的60% 经肾脏排泄，但其代谢产物在 GFR 降低的患者中没有额外蓄积的风险；指南推荐其用于慢性肾脏病 1 ～ 2 期患者使用无须调整剂量；GFR 在 45 ～ 59mL/min 时需减量；GFR < 45mL/min 时禁用。

格列吡嗪：该药主要经肾脏排泄，但代谢产物无降糖活性，低血糖风险较少。GFR 在 30 ～ 59mL/min 减量应用；GFR < 30mL/min 时禁用。

格列齐特：该药主要经肾脏排泄，代谢产物无降糖活性，GFR 在 45 ～ 59mL/min 时可减量应用，GFR 在 30 ～ 44mL/min 时谨慎使用，GFR < 30mL/min 时禁用。

格列喹酮：该药代谢产物无降糖作用且大部分从粪便排泄，仅 5% 经肾脏排泄，受肾功能影响较小。该药用于慢性肾脏病 1 ～ 3 期的患者且无须调整剂量，GFR 在 15 ～ 29mL/min 时谨慎使用，GFR < 15mL/min 时禁用。

（3）格列奈类

那格列奈：该药主要通过肝脏细胞代谢，其代谢产物几乎无降糖活性，83% 在尿中排泄，指南推荐那格列奈在肾功能损害患者中无须调整剂量；对于起始用药的 GFR < 30mL/min 患者，应从每餐 60mg 开始。

瑞格列奈：该药代谢产物绝大部分经过胆汁进入消化道由粪便排出，仅8%经肾脏排泄，一般4～6小时后体内药物几乎就完全被清除出体外。指南推荐瑞格列奈用于慢性肾脏病1～5期且无须调整剂量，还能应用于透析患者。

（4）噻唑烷二酮类：代表药物包括吡格列酮和罗格列酮，二者均经肝脏代谢，不增加低血糖风险。其常见不良反应有体重增加、水钠潴留和心力衰竭、增加骨折和骨质疏松风险等。指南推荐吡格列酮用于慢性肾脏病1～3a期患者时，无须调整剂量；3b～5期患者用药经验有限，需谨慎用药。

（5）α-糖苷酶抑制剂：代表药物有阿卡波糖、伏格列波糖和米格列醇。

阿卡波糖：口服后很少部分被吸收，随着肾功能的降低，药物本身及其代谢产物的血药浓度增加显著。指南推荐阿卡波糖可用于慢性肾脏病1～3期患者；4～5期和透析患者禁用。

伏格列波糖：可用于慢性肾脏病1～3期患者，4～5期慎用。

米格列醇：临床应用时间短且不够广泛，指南中提到当GFR < 30mL/min时禁用。

（6）DPP-4抑制剂：代表药物在慢性肾脏病中的使用推荐如下。

西格列汀：该药的79%左右从尿中排泄，中、重度和终末期肾病患者需要减少药物剂量。指南推荐西格列汀用于GFR ≥ 50mL/min的慢性肾脏病患者时无须调整剂量；GFR在30～50mL/min时减量至50mg，每日1次；GFR < 30mL/min时减量至25mg，每日1次；对于维持透析的患者亦可应用。

沙格列汀：该药通过肾脏和肝脏排泄，用于轻度肾功能不全患者时无须调整剂量；GFR在30～50mL/min时应将剂量调整为2.5mg，每日1次；在GFR < 30mL/min时用药经验非常有限，使用应谨慎。

维格列汀：被肝代谢消除是该药在人体内的主要清除途径，约占给药剂量的69%。其主要代谢产物没有药理活性，85%经肾脏排泄，另外约23%的维格列汀以药物原形形式经肾脏排泄。轻度肾功能不全患者（GFR ≥ 50mL/min）在使用本品时无须调整给药剂量。中度或重度肾损伤患者或进行血液透析的终末期肾病患者，推荐为50mg，每日1次。

利格列汀：约90%的利格列汀以原型排泄，主要通过粪便排泄，肾排泄低于给药剂量的5%，故该药的使用不受肾功能降低的影响。利格列汀用于慢性肾脏病 1 ~ 5 期的患者时无须调整剂量，且能用于透析患者。

阿格列汀：60% ~ 71% 的阿格列汀以原型通过尿液排泄。指南推荐 GFR ≥ 60mL/min 可以应用，GFR 在 30 ~ 59mL/min 时减量至 12.5mg，每日 1 次，GFR < 30mL/min 时减量至 6.25mg，每日 1 次。慢性肾脏病透析的患者应谨慎用药。

（7）GLP-1 受体激动剂：目前国内的 GLP-1 受体激动剂主要有艾塞那肽和利拉鲁肽，其在慢性肾脏病中的使用推荐如下。

艾塞那肽：该药通过肾脏降解和清除，无活性代谢产物，在中度肾功能不全患者中，其用药经验有限，应慎用，建议减量至 5mg，每日 1 次或 2 次。不推荐艾塞那肽用于终末期肾病或严重肾功能不全（内生肌酐清除率 < 30mL/min）的患者。

利拉鲁肽：该药代谢产物亦无活性，经肾脏排泄，其血浆浓度不受肾功能影响，但在中度肾功能不全患者中的治疗经验有限，应慎用。不推荐利拉鲁肽用于肾脏终末期患者。

（8）钠 - 葡萄糖共转运蛋白 2 抑制剂：目前其代表药物主要有恩格列净、坎格列净、达格列净。其在慢性肾脏病中的使用推荐如下。

恩格列净：该药使用前应评估患者肾功能情况，GFR < 45mL/min 的患者禁用或停用。

坎格列净：该药用于 GFR ≥ 60mL/min 患者时，无须调整剂量，可上调至 300mg/d；用于 GFR 在 45 ~ 59mL/min 的患者时，剂量为 100mg/d；不推荐使用于 GFR < 45mL/min 或透析的患者。

达格列净：该药不推荐用于 GFR < 60mL/min 的患者。

（9）胰岛素：对于慢性肾脏病患者，当口服药物血糖控制不佳时，应及时改用胰岛素，并且需根据 GFR 调整用量，避免低血糖的发生。CKD 患者体内胰岛素水平可以出现两种截然不同状态：一方面，由于体内某些循环因子（有研究认为是一种小分子尿毒症毒素）蓄积，它们能干扰胰岛素的作用造成胰岛素抵抗，出现高血糖症，此时治疗糖尿病需增加外源性胰岛素用量。另一方面，肾功能严重受损时（GFR < 15 ~ 20mL/min），体内胰岛素的生物半衰期延长，内源性胰岛素于体内蓄积，易发生低血糖，此时治疗糖尿病需减少外源

性胰岛素的用量。但临床上很难预测及判断患者会出现上述何种情况，故在使用胰岛素时，须将避免低血糖发生放在首位。速效胰岛素类似物发生低血糖的风险低，在 CKD 晚期患者中应作为餐前胰岛素的首选，并从小剂量开始，同时密切监测血糖变化，及时调整用量直至血糖水平平稳达标。

4. 透析患者常用降糖药推荐

对于透析的患者，根据指南推荐使用的口服降糖药有那格列奈、瑞格列奈、西格列汀、维格列汀、利格列汀，应注意使用剂量。另外，罗格列酮、吡格列酮、阿格列汀也可选择，但证据有限，需谨慎使用。

（二）血压控制及蛋白尿治疗

1. 分层治疗

对于不同的人群，制定不同的降压目标。根据患者是否合并靶器官损伤及心血管疾病（CVD）危险因素，在决定高血压患者进行治疗前应首先进行危险性分层。对低危组和高危组推荐的血压控制目标值为收缩压 < 140mmHg 和舒张压 < 90mmHg。极高危组血压控制的目标值为 < 130/80mmHg。高血压合并肾脏损害的患者血压控制目标值为 < 130/80mmHg。

2. 药物治疗

ACEI/ARB 是高血压肾损害的首选治疗药物，此类药物可以延缓肾病进展，如早期使用，还可减少终末期肾病的发生。如血压不能达标，则可联合应用利尿剂、β 受体阻断剂进行治疗。治疗期间应定期随访 UACR（尿微量白蛋白与尿肌酐比值）、血清肌酐、血钾水平，调整治疗方案。用药 2 个月内血清肌酐升高幅度 >30% 常常提示肾缺血，应停用 ACEI/ARB 类药物。临床研究显示，血清肌酐 ≤ 265μmol/L（3mg/dL）的患者应用 ACEI/ARB 类药物是安全的。

3. 并发症的处理

伴发高脂血症、高尿酸血症者，应给予相应的治疗，同时应用抗血小板聚集和黏附的药物，如潘生丁、阿司匹林等，可能有阻止肾小动脉硬化的作用。具体内容见相关章节。

4. 特殊情况

对于恶性肾小动脉硬化症患者，其在短期内肾功能迅速恶化，并合并有高血压脑病、视力迅速下降、颅内出血等，以及不能口服药物时，可静脉给药，力争在 12 ~ 24 小时控制血压。

口服降压药物的使用原则目前多主张采用两种或两种以上抗高血压药物联合应用。因为 RAAS（肾素 – 血管紧张素 – 醛固酮系统）高度活化是恶性高血压发生机制的重要环节，故优先选用 RAAS 的阻断剂和 β 受体阻断剂，可有效地抑制 RAAS 作用，控制血压，促进肾功能恢复。但在治疗过程中，应该注意监测肾功能和血钾。

恶性高血压时可发生压力性利尿，此时患者可能存在血容量不足，不宜使用利尿剂；否则会加重血容量不足状态，进一步激活 RAAS，不利于患者恢复。当肾功能受损出现水钠潴留或心力衰竭时，可联合使用利尿剂。

（三）肾脏替代治疗

指南建议当出现以下一个或多个情况时开始透析：①肾功能衰竭所致的症状或体征（浆膜炎、酸碱或电解质异常、瘙痒）。②不能控制的容量负荷或血压。③营养状况逐渐恶化，且饮食干预无效。④认知障碍。

当成人 GFR < 20mL/min，并在之前的 6 ~ 12 个月存在进展性和不可逆性糖尿病肾病的证据时，应考虑先期活体肾移植。一般情况下，当 eGFR < 30mL/min 时，建议由肾脏科医生评估是否行肾脏替代治疗。常用的肾脏替代治疗，包括血液透析、腹膜透析和肾脏移植等。

三、饮食管理

饮食控制在糖尿病肾病治疗中非常重要，是治疗的基础。无论何种情况，饮食控制都必须长期坚持。低盐、低蛋白、低胆固醇和低脂肪饮食是糖尿病肾病的饮食原则。

1. 能量供给

糖尿病肾病患者在进行低蛋白饮食时，能量摄入应基本与非糖尿病肾病者相似。其能量供给必须充足，一般可按 30 ~ 35kcal/（kg·d）供给，这样才利于提高蛋白质的利用率，以减轻蛋白质对肾脏的负担。但是，对于肥胖合并相关肾病的患者，需适当限制能量，每天可在非肥胖患者能量供给量的基础上减少 250 ~ 500kcal，直至其达到理想体重。

2. 蛋白质供给

对于糖尿病肾病患者从出现蛋白尿起即需要限制膳食中的蛋白质摄入。2010年，美国糖尿病协会糖尿病指南对于伴有早期 CKD 和晚期 CKD 的糖尿病患者，推荐将蛋白质摄取量分别减少到 0.8 ～ 1g/（kg·d）和 0.8g/（kg·d）。对于肾功能正常的糖尿病肾病患者，饮食蛋白质为 0.8g/（kg·d）；肾功能不全非透析期为 0.6g/（kg·d）。在施行低蛋白饮食，尤其是极低蛋白饮食时，为防止营养不良，一般建议给患者补充复方 α– 酮酸制剂或必需氨基酸。

除了限制蛋白质摄入量以外，还要注意种类的选择。肾功能不全时，供给的蛋白质应以高生物价的优质蛋白质（即动物蛋白）为主，优质蛋白质含量占 50% 以上，如瘦肉、鸡蛋、牛乳等。一般认为，要少用或不用植物蛋白。

3. 脂肪供给

糖尿病肾病患者推荐膳食脂肪摄入量：总脂肪供能比低于 30%，饱和脂肪低于 10%，胆固醇低于 200mg/d。宜选海鱼类、核桃、花生、芝麻、葵花籽、大豆等来源的脂类；减少摄入如猪、羊、牛等的动物脂肪。

4. 碳水化合物供给

碳水化合物摄入量占总能量的 55% ～ 65%，宜多选淀粉类食物，如藕粉、凉粉、粉皮等。但应当注意的是，当合并脂蛋白血症时，饮食中碳水化合物的供给就要降至相当于总能量的 35%。

5. 水供给

有尿少、水肿或心力衰竭的患者应严格控制进水量，但对尿量＞ 1000mL/d 而又无水肿者，则不宜过于限制水的摄入，以利于体内代谢产物的排泄，但临床应密切观察病情变化，必要时复查电解质。

6. 限制钠和钾的摄入

进食过多的钠盐，不但会引起血压增高，还可加重肾脏负担，临床上应根据患者的病情，分别采用低盐或无盐饮食。患者若合并水肿和高血压时，盐摄入量应控制在 2 ～ 3g/d，水肿严重者盐应控制在 2g/d 以下或短期给予无盐饮食。

肾病合并高血钾状态者，应限制钾的摄入，慎用含钾量高的蔬菜和水果。常见食物的钠盐含量和钾含量见表 8、表 9。

表8　富含钠的食物（mg/100g）

食物	钠含量	食物	钠含量
米饭（蒸，粳米）	1.7	草鱼	46
面条（煮，富强粉）	26.9	蛤蜊	6.1
馒头（蒸，标准粉）	165.2	河虾	133.8
金华火腿	233.4	海蟹	260
酱牛肉	869.2	扇贝	339
香肠	2309.2	醋	262.1
烤鸡	472.3	甜面酱	2097.2
蛋（白皮）	94.7	麻辣酱	3222.5
内酯豆腐	17	酱油	5757
豆腐干	76.5	味精	21053

注：根据中国预防医学科学院营养与食品研究所编著的《食物成分表》整理。

表9　常见食物中钾的含量（mg/100g）

食物名称	钾含量	食物名称	钾含量	食物名称	钾含量
紫菜	1796	小米	284	橙	159
黄豆	1503	带鱼	280	芹菜	154
冬菇	1155	黄鳝	278	柑	154
赤豆	860	鲢鱼	277	柿	151
绿豆	787	玉米（白）	262	南瓜	145
黑木耳	757	鸡	251	茄子	142
花生仁	587	韭菜	247	豆腐干	140
枣（干）	524	猪肝	235	大白菜	137
毛豆	478	羊肉（肥瘦）	232	甘薯	130
扁豆	439	海虾	228	苹果	119
羊肉（瘦）	403	杏	226	丝瓜	115
枣（鲜）	375	牛肉（肥瘦）	211	牛乳	109
马铃薯	342	油菜	210	葡萄	104
鲤鱼	334	豆角	207	黄瓜	102
河虾	329	芹菜（茎）	206	鸡蛋	98
鲳鱼	328	猪肉	204	梨	97
青鱼	325	胡萝卜	193	粳米（标二）	78
猪肉（瘦）	295	标准粉	190	冬瓜	78
牛肉（瘦）	284	稻米（标二）	171	猪肉（肥）	23

7.维生素及矿物质供给

因患者代谢异常和饮食的严格控制，水溶性维生素如维生素 B 族、维生素 C 等，以及微量元素铁、锌等易缺乏。因此，在膳食中应尽量补充，根据具体病情可适当补充相关制剂。

8.膳食调配

糖尿病肾病合并水肿者，宜选用消肿利水食物，如赤小豆、薏苡仁、茯苓粥、鲤鱼、鲫鱼、冬瓜等。根据糖尿病肾病的不同病期及肾功能状态提供各种营养素，以增加抵抗力，避免因营养调配不当加重肾脏疾病的进展。尽量不食用刺激性食物，如辣椒、咖喱、葱、蒜等。同时也应注意避免或忌用富含嘌呤类的食品，以免增加尿酸，加重肾脏负担。含嘌呤高的食物有瘦肉类，动物肝、肾、心、脑，肉馅、肉汁、肉汤，鲥鱼、鱼子、小虾、淡菜等。宜食含钠低的食物，如葫芦、茄子及绿色蔬菜与水果。

四、运动管理

糖尿病肾病患者运动干预的主要目标是提高生理储备能力，减少慢性肾病症状出现的次数，以及降低慢性肾病症状的严重程度。运动治疗的原则是因人而异，适可而止，循序渐进，持之以恒。糖尿病肾病患者适宜做一些轻、中度的运动，一定强度的有氧运动。具体运动方式、时间、注意事项参照相关内容。

五、中医药治疗管理

（一）中成药治疗

1.金水宝胶囊

金水宝胶囊是冬虫夏草菌丝提取物。

[功效]补益肺肾，秘精益气。

[适应证]用于慢性肾功能不全，症见精气不足、神疲乏力、不寐健忘、腰膝酸软、月经不调、阳痿早泄、夜尿多等，能减少糖尿病肾病患者的尿蛋白排泄。

[用法]每次 4 ～ 6 粒，每日 3 次。

2. 百令胶囊

百令胶囊主要成分是人工虫草菌粉。

[功效] 补肺益肾，益精填髓。

[适应证] 适用于糖尿病肾病，可减轻肾小球内压力，减轻肾小球高滤过，阻止其向肾小球硬化的发展；抑制醛糖还原酶，对肾小球系膜细胞的增殖有抑制作用，抑制肾小球的代偿性肥大。

[用法] 每次 4 ～ 6 粒，每日 3 次。

3. 黄葵胶囊

[功效] 清利湿热，解毒消肿。

[适应证] 适用于糖尿病肾病患者，伴有血尿、下肢浮肿、口干口苦、腹胀、舌苔黄腻者。

[用法] 每次 5 粒，每日 3 次。

4. 尿毒清颗粒

[功效] 通腑降浊，健脾利湿，活血化瘀。

[适应证] 用于慢性肾功能衰竭氮质血症期和尿毒症早期，中医辨证属脾虚湿浊证和脾虚血瘀证者，可降低肌酐、尿素氮，稳定肾功能，延缓透析时间。

[用法] 每次 1 袋，每日 4 次。

5. 六味地黄丸

[功效] 滋阴补肾。

[适应证] 适用于糖尿病肾病同时伴有肾阴亏损，症见头晕耳鸣、腰膝酸软、骨蒸潮热、盗汗遗精等症状者，可抑制醛糖还原酶活性，减少山梨醇在红细胞的蓄积；可以降低肾组织中的过氧化脂质的含量，减轻肾脏肥大及降低其高滤过率。

[用法] 蜜丸，每次 1 丸，每日 2 次。

（二）中医特色治疗

1. 中药保留灌肠

中药保留灌肠是将中药药液从肛门灌入直肠或结肠，使药液保留在肠道内，通过肠黏膜的吸收起到清热解毒、软坚散结、泄浊排毒、活血化瘀的作用的一种操作方法。

常用中药有生大黄、蒲公英、川芎、生甘草、槐花、黄连、黄柏、黄芩、栀子、赤芍、黄芪、丹参、枳实、崩大碗等。中医辨证组方后水煎备用，或选用温阳结肠液、大承气汤等。

［注意事项］

（1）灌肠前排空大便，必要时可先行清洁灌肠。

（2）药液温度应保持在 39 ～ 41℃，过低可使肠蠕动加强，腹痛加剧；过高则引起肠黏膜烫伤或肠管扩张，致使药液在肠道内停留时间短、吸收少、效果差。

（3）为使药液能在肠道内尽量多保留一段时间，对所使用药物刺激性强的患者可选用较粗的导尿管，并且药液 1 次不应超过 200mL，可在晚间睡前灌肠，灌肠后不再下床活动，以提高疗效。

2. 针灸治疗

临床常分为气阴两虚、肾气不固、肝肾阴虚等证型，辨证取穴施治。

［注意事项］

（1）在过于饥饿、疲劳及精神紧张时，不宜立即进行针刺治疗。对身体虚弱、气血亏虚的患者，应该卧位，针灸手法不宜过重。

（2）有皮肤感染、溃疡、瘢痕或肿瘤的部位，不宜针灸。

（3）体针疗法虽具有疗效肯定、取穴方便、安全经济等优点，但作为糖尿病肾病各证型治疗的辅助疗法，必须与药物、饮食、运动等疗法相结合，方能达到预期目的。

（4）下肢浮肿明显的患者谨慎治疗。

3. 贴敷治疗

以肉桂、吴茱萸各研磨成粉，调醋贴敷在双足三里、双涌泉，可温补脾肾，温经通脉，引火归原。

［注意事项］

（1）如出现皮肤过敏，瘙痒潮红，有小水疱，应立即停用。

（2）外敷时注意调节干湿度，过湿药物容易外溢流失；若药物变干，须随时更换，或加调和剂湿润后再敷上。

4. 药膳食疗

（1）陈皮鸭汤

[原料]瘦鸭半只，冬瓜1200g，芡实50g，陈皮10g。

[制作]冬瓜连皮切大块；鸭用凉水涮过。把适量水煮滚，放入冬瓜、鸭、陈皮、芡实，煲滚，以慢火煲3小时，下盐调味。

[功用]适用于肾虚水湿证。此汤有益肾固精、利湿消肿、降糖、开胃之功。

（2）海带冬瓜甜汤

[原料]海带200g，紫菜50g，冬瓜250g，无花果20g。

[制作]冬瓜去皮、瓤，洗净切成小方块。海带用水浸发，洗去咸味。无花果洗净。用6碗水煲冬瓜、海带、无花果，煲约2小时，下紫菜，滚片刻即成。

[功用]适用于肾虚水湿证。此汤有利湿消肿、降糖益肾之功。

（3）冬瓜瘦肉汤

[原料]冬瓜400g，冬菜2汤匙，猪瘦肉150g。

[制作]冬瓜去皮、瓤，洗净，切小粒。冬菜洗净抹干水。猪瘦肉洗净，抹干剁细，加调料腌10分钟。锅中加入适量水烧开，放入冬瓜烧滚，下瘦肉搅匀熟后，下冬菜，加盐调味即成。

[功用]肾虚血瘀水停证。

（4）冬瓜粥

[原料]新鲜连皮冬瓜500g，粳米100g，麻油、味精适量。

[制作]将冬瓜洗净，切成小块，同粳米共入锅中，加水适量煮粥，调入味精、麻油即成。供早晚服食。10～15日为1个疗程。

[功用]心火盛证见心烦失眠、尿少涩痛、口舌生疮者。

（5）玉米须粥

[原料]新鲜玉米须100g（干品50g），小米50g，盐适量。

[制作]先将玉米须洗净，加水适量，煎汁去渣，加入小米煮粥，粥将熟时，调入盐，再煮1～2分钟即可。每日2次，温热服食，7～10日为1个疗程。

[功用]湿浊证。

（6）加味茯苓粥

[原料] 茯苓 30g（干品 15g），粳米 50g，冰糖适量。

[制作] 先将茯苓加水 200mL，煎至 100mL，去渣留汁，入粳米、冰糖，再加水 400mL 左右，煮至米开花，粥调即成。每日 2 次，温热服食。

[功用] 气阴两虚证。

（三）名医名家治疗经验

1. 张琪

蛋白尿是糖尿病肾病的主要表现，临床上控制蛋白尿既是重点，也是难点。张琪教授治疗蛋白尿常从四方面进行治疗：一是从气阴两虚着手，方用清心莲子饮加味（黄芪、党参、地骨皮、麦冬、茯苓、柴胡、黄芩、车前子、石莲子、甘草、白花蛇舌草、益母草），以达益气养阴兼清湿热之目的；二是从肾气不固着手，方用参芪地黄汤加味（熟地黄、山茱萸、山药、茯苓、牡丹皮、泽泻、肉桂、附子、黄芪、党参、菟丝子、金樱子），以达补肾摄精之目的；三是从脾胃虚弱着手，活用升阳益胃汤（黄芪、党参、白术、黄连、半夏、陈皮、茯苓、泽泻、防风、羌活、独活、白芍、生姜、大枣、甘草），以达补益脾胃、升阳除湿之目的；四是久治不愈者，多为湿毒内蕴，方用自拟方利湿解毒饮（土茯苓、萆薢、白花蛇舌草、萹蓄、竹叶、山药、薏苡仁、滑石、通草、白茅根、益母草、金樱子），以达清热利湿解毒之目的。对于长期蛋白尿不消、经他法治疗不效者，用此方后蛋白尿往往可以消失。

2. 吕仁和

微型癥瘕学说是国医大师吕仁和教授治疗糖尿病肾病的宝贵经验。吕教授认为，在消渴病早期的脾瘅期，由于"五气之溢"，导致机体出现热郁、气滞、痰蕴、血瘀的变化，这些变化所形成的产物将相互纠结，聚散无常，进一步可形成有形可征的病理改变。吕教授把这种功能和形态相互影响的病变称为"微型癥瘕"，其发生发展过程称为"微型癥瘕形成"。"微型"既是指病变隐匿，发生于机体的微小部位；又提示其处于疾病早期，由瘕聚逐渐形成癥积。"癥瘕"反映糖尿病特别是糖尿病并发症，病变是从无形可查到有形可征的特点，同时也提示糖尿病和并发症都存在一定的可控、可逆倾向，早期干预对病情控制有利，晚期则难以治疗。糖尿病肾病早期存在肾小球高滤过状态和毛细血管血流动力学异常，而无病理形态改变；随着肾小球系膜区胶原增多，逐渐呈现结节性肾小球硬化，微血管瘤形成，毛细血管扩张，基底膜增厚，系膜基质增生，出现形态异常，既有郁滞扩张之瘕，又有瘀结增生之癥。这种病理变化过程可以看作"微型癥瘕"形成的一种体现。

3. 吴以岭

吴以岭教授认为，瘀血痰浊凝聚蕴结阻滞肾络，产生肾脏组织继发性的病理改变，即络息成积的病机变化。络外、络周之变又反过来影响络脉，从而形成恶性循环，是糖尿病肾病的主要病机。吴以岭教授针对糖尿病肾病"气阴两虚、脉络瘀阻、津凝痰聚、络息成积"的病理机制，依据"络以通为用"的原则，当以"益气养阴、祛瘀化痰、通络消积"为治疗大法。气阴两虚为糖尿病肾病发病之本，故益气养阴是抑制病机进展、截断糖尿病向糖尿病肾病转化的关键。痰、瘀、积是糖尿病肾病病变过程中的病理产物，又可与气阴两虚这一发病基础互为因果而使病情呈恶性循环式加重。因此，在益气养阴的同时，还要针对"络脉瘀阻、津凝痰聚、络息成积"这一病理机制特点采取祛瘀化痰、通络消积之法，在直接通络治疗的同时，把祛除络脉不通的原因与继发性脏腑组织病理改变有机结合，故可使气血调和，络脉通畅，达到气旺、血畅、络通、积消的目的，恢复络脉正常的津血互换、营养代谢的作用。

4. 张发荣

张发荣教授治疗糖尿病肾病，常选用利尿消肿法、培元固本法和固摄精气法。

（1）利尿消肿法：多用于糖尿病肾病后期，症见脾肾虚损，水湿内停。常用药有泽泻、玉米须、茯苓、车前子、桂枝等。其中泽泻利尿以淡渗为主，兼能泻肾浊，当为首选之品，每日剂量可用至60g以上，多无伤阴之弊；玉米须能利尿行水兼可实脾，增强运化，可与泽泻配伍运用；茯苓利水兼能健脾益气，体质虚弱者，剂量可用30～60g，若用炒茯苓则具温化之功；桂枝利尿贵在蒸腾膀胱之气，使膀胱气化有权、开合有度，并能振奋阳气，通达血脉，流通经气，进而使津液流通。常用方有五皮饮、五苓散、真武汤、济生肾气丸等。

（2）培元固本法：多用于糖尿病肾病病情缠绵、治难痊愈者。补肾固本，应注意阴中求阳，温而不燥；阳中求阴，滋而不腻，达到阴平阳秘的效果。肾阳不足但无虚寒之象者，应予补阳，药用淫羊藿、仙茅、巴戟天、覆盆子、菟丝子、补骨脂为主，配以枸杞子、桑椹等取阴中求阳之意。肾阳亏虚伴有明显虚寒之象者，应重温阳，当用桂枝或肉桂、附子、干姜等辛温通阳之药，以迅速驱逐寒邪。肾阴虚并无热象者，应予滋阴，药用枸杞子、桑椹、黄精为主，常配菟丝子、补骨脂等以阳中求阴，使所生之阴精通过阳气的蒸腾而布于全身。阴虚而兼有热象如口干、舌红、苔薄黄等症者，当以熟地黄、龟甲、墨旱莲为主药，取滋阴之中兼有清热之意；倘使阴虚而火旺，则必当佐以降火之剂，如黄柏、知母、牡丹皮；若欲取阳中求阴之意，不宜用桂枝、附子等辛温升散动火之品，即便使用淫羊藿、菟丝子也需适当，以防阳盛伤阴。阴阳两虚当注重填精，紫河车、雄蚕蛾等血肉有情之品疗效最为理想，枸杞子、黄精、桑椹、女贞子等也是对症之药。基础成方可选六味地黄丸、左归丸、右归丸、鹿茸丸等。

（3）固摄精气法：糖尿病后期由于肾气受损日久，衰惫至极，失于固摄，水谷精微从谷道发出，临床症见蛋白尿、糖尿、小便量多，这时多用固摄精气法。常用药有桑螵蛸、乌贼骨、金樱子、益智仁、覆盆子、芡实、生龙骨、生牡蛎、五倍子、罂粟壳，并适当地予以黄芪益气升举，有助于阻止精微物质的下降，从而增强桑螵蛸等药的固摄作用。小便频数失禁者，当选覆盆子、桑螵蛸、益智仁等固缩小便，另佐以枳壳行气降气，调整气机，助缩尿之品固摄小便。常用方有金锁固精丸、秘元煎、缩泉丸等。

5. 林兰

林兰教授认为，早在2型糖尿病发病阶段存在的阴虚燥热是引发血瘀证的初始病因。因阴虚脉道枯涩，血行不畅，易致瘀阻脉络；燥热灼伤津液可使血枯成瘀。这时血瘀证临床症状虽不明显，但往往在血液流变学方面已呈现异常，具有高凝固性、高黏度、高聚集性特点。糖尿病肾病属本虚标实之证，由于多种因素造成人体气化功能失常，致使水谷精微不能正常蒸化输布，从而使肺、脾、肾诸脏受损，肾虚是糖尿病肾病发生发展的关键，气阴两虚是其本，瘀血阻络为其标。肾虚血瘀贯穿始终，故治疗重在补肾化瘀。补肾治疗能改善肾虚症状，还需重视活血化瘀治疗。肾主气化，即水液代谢和分清泌浊的功能，若湿浊内留，清浊相混，或化热生毒、生风动血，或化寒成痰，或浊瘀互结侵害五脏。通过补肾活血使肾功复健，气化正常，络通水去而肿血消。

糖尿病性视网膜病变的管理

扫码看视频

一、概述

（一）定义

糖尿病性视网膜病变（diabetic retinopathy，DR）是由糖尿病（DM）引起的严重并发症，是以视网膜血管闭塞性循环障碍为主要病理改变特征，是糖尿病性微血管病变中最重要的表现，为 50 岁以上人群主要致盲眼病之一。

（二）流行病学

糖尿病是影响全球公共健康的主要疾病之一，在世界不同地区、不同种族的患者中，其患病率逐年升高。根据世界卫生组织的报道，2010 年全球 DM 患者达到 2.21 亿。DM 属全身多系统疾病，DR 是其最主要的并发症之一，也是成年人 DM 致盲的首要原因。据文献报道，DM 患者中 8% ～ 45% 伴有不同程度的 DR，随着 DM 病程的延长，DR 的患病率逐年增加，致盲率也逐年升高。因此，如何早期防治 DR 是内分泌科及眼科医师的共同责任。国内邹海东等对我国上海市北新泾街道进行流行病学调查的数据显示，糖尿病患者 DR 的患病率达 27.29%，但居民对 DM 眼病的知情度仅为 37.6%。国外多项以人群为基础的 DR 流行病学调查显示，DR 患病率略有差异。意大利 2004 年调查显示，DR 患病率为 34.1%；印度 2004 年调查显示，DR 患病率 34%；泰国 2002 年调查显示，NPDR（非增殖期视网膜病变）患病率为 18.9%，PDR（增殖期视网膜病变）患病率为 3%。

DR 的病理基础是，首先在视网膜引起毛细血管壁的周细胞及内皮细胞损害，使毛细血管失去正常功能，进而引起微动脉瘤及毛细血管管壁渗漏，导致视网膜组织水肿、黄斑囊样水肿、视网膜出血等病理变化，毛细血管持续损害引起毛细血管闭塞及视网膜缺血缺氧，大面积的视网膜缺血导致血管内皮生长因子释放，由此产生视网膜新生血管。新生血管可引起视网膜及玻璃体的反复出血，造成视功能受损，出血后产生的增殖性视网膜病变引发牵引性视网膜脱离或新生血管性青光眼，最终导致失明。本病早期无自觉症状，病变发展到黄斑后始出现不同程度的视力减退，视网膜微血管病变是 DR 的基本病理过程。

DR 的主要危险因素包括糖尿病病程、高血糖、高血压病和血脂紊乱，其他相关危险因素还包括妊娠和糖尿病肾病等。2 型糖尿病患者也是其他眼部疾病早发的高危人群，这些眼病涵盖白内障、青光眼、视网膜血管阻塞、缺血性视神经病变等。

（三）病理机制

西医学认为，DR 的实质是反映身体代谢、内分泌、血液系统损害的典型微小血管病变，发病机制至今尚不完全明确。其早期病理改变为选择性毛细血管周细胞丧失、基底膜增厚和微血管瘤形成。周细胞丧失的原因是血糖浓度升高超过葡萄糖代谢通路处理能力，过量葡萄糖在醛糖还原酶作用下转变成山梨醇，山梨醇蓄积造成组织渗透压升高，同时高浓度糖还抑制周细胞对肌醇的摄取与合成，致周细胞 DNA 合成降低，这两方面均使周细胞活力渐失，终至死亡，毛细血管因此而失去张力，发生扩张、通透性增加、微血管瘤形成。血管基底膜增厚则与糖代谢异常致基底膜蛋白合成或与胶原中多元醇水合作用有关。另外，高血糖本身可导致血液黏度增大、血液流动的能耗增加，红细胞能供减少、流动缓慢，为其聚集、网络、叠加创造了条件，使微血管中微血栓形成，糖尿病患者脂质过氧化反应增强可加重上述红细胞结构及功能的改变，而老年患者常合并的高血压等心血管病变可加重微血管损害，使血栓素（TXA_2）和前列环素（PGI_1）比例失调，对微血管的病变有促进作用。各种因素的综合，造成毛细血管高通透性、血流高黏滞性，导致毛细血管闭塞、出血、视网膜缺氧，刺激眼内血管生长因子释放、细胞增殖、新生血管形成，继之反复出血、渗出、纤维化、牵引性视网膜脱离，形成 DR 复杂的眼底改变。

（四）临床表现

1. 症状

糖尿病是以口干多饮、多食、多尿、尿糖及血糖升高为特征，常合并高血压病、动脉硬化等心、肾血管疾病。眼部症状常在数年后出现，因早期眼部经常缺乏自觉症状，故患者常不能确定眼病发生的时间。患者最常见的不适症状为飞蚊症、闪光感及视力减退，但均没有特异性。

2. 体征

DR 的眼底表现包括微血管瘤、出血斑、硬性渗出、软性渗出、视网膜水肿、视网膜血管病变、黄斑病变、视神经改变、玻璃体变化、视网膜新生血管及纤维组织增殖改变等。

3. 常见并发症

（1）玻璃体积血：新生血管增生时常附着玻璃体皮质层，当发生玻璃体后脱离时，由于牵引使新生血管破裂出血而进入玻璃体内，眼底因玻璃体积血而难以看清。

（2）牵引性视网膜脱离：视网膜或玻璃体增殖膜及条带收缩时视网膜产生牵拉，可使视网膜扭曲甚至发生脱离，视网膜脱离一旦波及黄斑，则视力急速下降。

（3）新生血管性青光眼：在广泛的视网膜毛细血管闭塞基础上，虹膜及房角处常出现新生血管，发生"虹膜红变"及新生血管性青光眼。

（五）辅助检查

1. 光学相干断层扫描（OCT）

光学相干断层扫描（OCT）是一种利用低相干光波对活体生物组织进行横断而成像的影像学检查方法。该技术的出现为研究视网膜断面的组织结构提供了良好的条件，特别为黄斑区微细病变提供较为准确的诊断依据。DR 患者由于长期严重的视网膜内微循环异常，造成毛细血管渗漏及液体长期积存于外丛状层，因而在视网膜神经纤维层间可见大小不等的液性腔隙，神经上皮层水肿增厚，对视网膜黄斑功能产生严重影响，其严重程度与视网膜病变的分期关系密切。OCT 可发现极少量的视网膜下积液，定量检测黄斑区视网膜厚度的改变，有可能成为 DR 等慢性眼底病变早期诊断黄斑水肿及评估疗效的一种敏感的检查手段。

2. 荧光素眼底血管造影

检眼镜下未发现 DR 患者，在荧光素眼底血管造影（FFA）下可出现异常荧光形态。例如，微血管瘤样高荧光，毛细血管扩张，窗样缺损与色素上皮功能失代偿等，有助于 DR 的早期诊断。FFA 对毛细血管闭塞即无灌注区的范围、大小可做出定量估计，对黄斑病变（水肿、缺血、囊样变性等）的性质、范围、程度做出诊断，对新生血管的部位、活动程度进行精密估计。所有这些都对 DR 的治愈、疗效评估及预后提供了生物学信息。

3. 视网膜电图振荡电位

视网膜电图振荡电位（OPs）是叠加于 b 波上升相的一组高频节律小波。OPs 能客观而敏锐地反映视网膜内层血液循环状态，特别是 DR 的早期，在普通检眼镜未能发现视网膜病变时，OPs 就能出现有意义的改变。

4. 视觉诱发电位

DR 的图形视觉诱发电位（PVEP）与正常组 PVEP 之间具有显著性差异，主要表现为 P100 潜伏期延长。P100 潜伏期延长与糖尿病病程呈现显著正相关。

（六）分级标准

1. 糖尿病性视网膜病变的分级标准

依据散瞳后检眼镜观察的指标来分级，根据 DR 发展阶段和严重程度，临床分为非增殖期视网膜病变（NPDR，单纯型或背景型）和增殖期视网膜病变（PDR）（表 10）。

表 10　糖尿病性视网膜病变的国际临床分级标准（2002 年）

病变严重程度	散瞳眼底检查所见
无明显视网膜病变	无异常
轻度 NPDR	仅有微动脉瘤
中度 NPDR	微动脉瘤，存在轻于重度 NPDR 的表现
重度 NPDR	出现下列任一改变，但无 PDR 表现： （1）任一象限中有多于 20 处视网膜内出血 （2）在 2 个以上象限有静脉串珠样改变 （3）在 1 个以上象限有显著的视网膜内微血管异常
PDR	出现以下一种或多种改变：新生血管形成、玻璃体积血或视网膜前出血

2.糖尿病性黄斑水肿分级标准（表11）

表11 糖尿病性黄斑水肿分级标准

病变严重程度	眼底检查所见
无明显糖尿病性黄斑	后极部无明显视网膜增厚或硬性渗出
轻度糖尿病性黄斑	后极部存在部分视网膜增厚或硬性渗出，但远离黄斑中心
中度糖尿病性黄斑	视网膜增厚或硬性渗出接近黄斑但未涉及黄斑中心
重度糖尿病性黄斑	视网膜增厚或硬性渗出涉及黄斑中心

（七）鉴别诊断

1.高血压及动脉硬化性视网膜病变

首先从血管变化上，高血压性视网膜病变主要是视网膜动脉的改变，如管径变细、反光增强、动静脉交叉压迫征等；而 DR 主要表现在视网膜静脉上，如充血、迂曲、节段性扩张及伴白鞘等。其次，可从出血和渗出上鉴别。高血压性的出血，多为浅层火焰状或线状，而 DR 多为圆形或不规则的深层出血。高血压的渗出多在视网膜浅层，在黄斑区常出现星芒状斑；糖尿病性渗出多呈边界清晰的黄白色、有蜡样光泽之斑块。

2.视网膜中央静脉阻塞

本病多发于单眼，偶见双眼发病，常突然发生视力障碍，眼底可见视乳头充血水肿，边界模糊，视网膜静脉高度扩张迂曲，视网膜动脉因反射性收缩而变细。常有动脉硬化征，视网膜散在片状、火焰状出血。以视乳头为中心呈放射状分布，后极部视网膜有少量棉絮状灰白色渗出，以微血管瘤、斑点状出血及玻璃体积血为主，为双眼性改变。

二、西医治疗管理

DR 为难治性眼病，目前无特效药物治愈。针对非增殖期主要是定期观察，建议 DR 患者每6～12个月做1次眼科检查。有条件者应定期做眼底荧光血管造影以观察有无大面积毛细血管闭塞，一旦发现大面积闭塞区，即预示进入增殖前期，应考虑激光全视网膜光凝。对增殖型病变，一般采用全视网膜光凝术，近年来抗血管内皮生长因子（VEGF）治疗逐渐应用于眼科临床并取得显著疗效。将抗 VEGF 药物联合应用于局部玻璃体腔注射治疗血管源性眼病逐渐成为研究热点。对玻璃体积血或增殖性玻璃体视网膜病变及牵引性视网膜脱离者，可采用经结膜冷凝术或玻璃体切割及视网膜脱离复位术，但预后多不佳。

此外，应治疗原发病，即糖尿病。因为血糖增高时，血中糖化血红蛋白与氧的亲和力增强且不容易释放，故使血糖经常控制在正常水平对缓解视网膜缺氧有一定作用。若能长期稳定控制血糖，则可以延缓 DR 的发展。在积极有效控制糖尿病的同时，还应治疗患者可能合并的高血压、高脂血症等心血管疾病。

（一）药物治疗

1. 血管保护剂及血液屏障稳定剂

（1）羟苯磺酸钙胶囊（导升明）：0.5g，每日 2～3 次，用 6～12 个月。其作用为减轻 DR 时的视网膜血管的高渗透反应，降低血液的高黏稠性及减少血小板的高聚集性。

（2）阿司匹林：100mg，每日 1 次。阿司匹林有抗血小板聚集的作用，可以降低血液黏稠度，对 DR 的发生可能有预防作用。

2. 脂质代谢改善及调节药

该类药物主要针对 DR 常并发的血脂代谢障碍。研究发现，糖尿病性黄斑水肿患者玻璃体内注射类固醇后，对于改善患者视力具有良好作用。但需注意的是，眼内注射皮质类固醇的并发症发生率很高，最常见的为术后出现高眼压和白内障。因此，类固醇通常适用于糖尿病性黄斑水肿激光难治患者，尤其是人工晶状体眼患者。其中曲安奈德（IVTA）因其抗炎活性而被应用于玻璃体内注射治疗，但需注意玻璃体腔注射 IVTA 后导致的黄斑水肿复发是其应用受限的主要原因。其次，因其药物持续时间相对较短（不超过 3 个月），故患者需反复注射 IVTA，给患者带来相关风险及不便，也是其应用受限的原因。最近研究表明，类固醇缓释制剂将投入临床，能够延长重复治疗之间的时间间隔，达到最佳治疗效果，同时将不良反应发生率降至最低。

（1）氯贝丁酯：0.25～0.5g，每日 3 次。

（2）糖酐酯：0.15g，每日 3 次。

（3）非诺贝特胶囊：100mg，早餐 2 粒，晚餐 1 粒。

3. 抗血管内皮生长因子药物

在抗血管内皮生长因子（VEGF）药物问世之前，视网膜局灶性和格栅样激光光凝是治疗糖尿病性黄斑水肿的标准疗法。但是，当糖尿病视网膜病变黄斑发生弥漫性水肿后，格栅样视网膜激光光凝的应用受到一定限制。长期的高血糖环境，使视网膜出现缺血缺氧，血－视网膜屏障受到破坏，进一步加重视网膜缺血缺氧，致使视网膜新生血管的形成。因新生血管的结构特点，易发生渗出及出血，故导致视网膜渗漏和水肿等。研究发现，VEGF 是形成视网膜新生血管必不可少的细胞因子，故抗 VEGF 药物应运而生。同时选择玻璃体腔注射抗 VEGF 药物主要是因为一方面可充分作用于玻璃体腔内，另一方面又可以减少全身不良反应。

近期大量有关使用抗 VEGF 药物的随机对照临床试验发现：糖尿病性黄斑水肿患者在眼内注射抗 VEGF 药物后，在保护和改善患者视力上有佳效。因此，当抗 VEGF 药物问世之后，在糖尿病性黄斑水肿患者的玻璃体内注射抗 VEGF 药物治疗已成为比格栅样视网膜激光光凝术更重要的治疗措施。

（二）激光治疗

激光光凝是目前治疗 DR 的有效方法。二十多年前曾应用白光光凝治疗，此后逐渐被蓝绿光所取代。激光光凝的原理是破坏缺氧的视网膜，使其耗氧量减少，使存留的视网膜组织缺氧状态得到缓解，不再产生新生血管生长因子，故能避免新生血管的产生，并使其消退，从而起到保护部分视网膜尤其是黄斑区视网膜、挽救视力的作用。对非增殖性糖尿病视网膜病变的视网膜水肿、环形渗出、视网膜内出血、毛细血管闭塞或短路，以及静脉扩张或屈曲等病情严重者，光凝可将需氧量最高的外层视网膜灼伤成为瘢痕，使内层得到较多氧的供应，并可消除由于缺氧而产生的血管增殖因子。

1. 单纯期

单纯期 DR 激光治疗的适应证主要是黄斑水肿及环形渗出病变，黄斑水肿光凝治疗的适应证：①黄斑中心或距中心凹 500μm 内视网膜增厚。②黄斑中心或距中心凹 500μm 内有硬性渗出，或合并视网膜增厚。③视网膜增厚区为 1DD 或更大，其中任何部分距中心凹已在 1DD 以内。对黄斑中心凹 2DD 以外局部水肿、微血管瘤可做局部光凝。

2. 增殖前期

在增殖前期，DR 应在荧光素眼底血管造影的基础上考虑光凝范围，若无灌注区面积大，应考虑行全视网膜光凝。

3. 增殖期

一旦眼底出现新生血管，则应考虑行全视网膜光凝，如有高危指征，更应尽快进行。全视网膜光凝范围包括视乳头 1DD 以外至赤道部，距黄斑中心上、下颞侧 2DD 以外到赤道部或者超过赤道部。

全视网膜光凝治疗虽为对重度糖尿病视网膜病变较好的疗法，但在术后有使视功能，包括夜间视力、颜色视力和周边视力减退等不良反应，并常有中央视力轻度下降，患者还可发生自觉眼前闪光的症状。若术前已有黄斑水肿者，光凝术后有可能加重。此外，如术前已有严重的纤维血管增殖，术后仍可发生收缩而导致出血和视网膜脱离。

（三）冷凝治疗

经裂隙灯显微镜和角膜解除镜进行的全视网膜激光光凝，不能到达视网膜前部，必要时可在眼球表面经眼前部结膜巩膜，或切开球结膜经巩膜做冷凝治疗，以便对视网膜周边部达到与光凝类似的治疗目的。另外，对眼有屈光间质混浊，如有白内障或玻璃体出血等，不能采用光凝的患者，必要时也可用冷凝治疗。但是，因广泛的冷凝也可引起玻璃体收缩，导致出血或视网膜脱离，对有重度玻璃体视网膜牵引的患者应慎用。

（四）手术治疗

手术治疗主要用于增殖期视网膜病变的并发症，如新生血管引起的玻璃体出血，视网膜玻璃体增殖条带引起的牵拉性视网膜脱离和孔源性视网膜脱离等。若玻璃体积血严重且较长时间不能消散吸收，可采用玻璃体切除手术。对因为玻璃体重度混浊不能察见眼底的病例，则手术前应该尽可能了解眼底是否存在视网膜脱离等其他并发症，以便制定相应的手术策略和估计预后。

对糖尿病视网膜病变患者的视网膜脱离，应注意鉴别属于牵拉性或孔源性。有些牵拉性视网膜脱离的患者，在不进行手术治疗的情况下，较长时间尚能保存一定的视力，而孔源性脱离则必须早期手术治疗，否则在较短时间内大多视力丧失。对增殖性视网膜病变施行手术的目的在于缓解对视网膜或孔源性视网膜脱离的牵拉，可用玻璃体剪剪断厚的玻璃体增殖膜，还可对玻璃体新生血管施行眼内电凝，以及眼球环扎或巩膜折叠等手术，使眼球内径减小。这些手术可与闭合式玻璃体切割术联合进行。

脑垂体部分切除手术对部分患者减轻视网膜病变的血管有一定作用，可以减少出血水肿，导致新生血管萎缩，缓解血管病变。也可应用电凝和放射等方法破坏垂体前叶，达到治疗目的。但是，这些疗法都必须慎重，对少数全身病情和视力预后较好，又不宜做光凝治疗的患者，可考虑选用。

三、饮食管理

糖尿病性视网膜病变患者的饮食，建议以大米、面、红薯、土豆、山药等淀粉类食物为主食，宜多吃瓜果、蔬菜、荞麦、燕麦、豆类等，控制糖、油脂、动物脂肪、盐等摄入，根据需要适量进食奶及奶制品、肉类、禽蛋类和坚果类。每次进餐的间隔时间基本相等、食物的品种要多样化。

有报道指出，类胡萝卜素中的叶黄素、玉米黄素、内消旋玉米黄素，可以保护位于视网膜中心的黄斑部，具有抗氧化和保护血管的功能，故可以抑制某些病变，如老年性黄斑变性、糖尿病性视网膜病变、白内障，以及其他一些引发老年人失明的病变。另一种类胡萝卜素——虾青素，存在于玉米、万寿菊、甲壳类动物、白菜、西兰花等食物中，是自然界中最强的抗氧化剂之一，有抗肿瘤发生、抗炎、抗糖尿病、抗肥胖等生物功能，可以缓解眼部疲劳。

此外，来源于啤酒酵母、内脏、小麦胚芽和猪肉等的维生素 B_2（核黄素），以及 $\omega-3$ 不饱和脂肪酸，也对视力有着保护作用。

四、运动管理

1. 运动方式的选择

轻度糖尿病性视网膜病变患者，可选择中、低强度的有氧运动，避免举重等闭气活动。中度视网膜病变患者，也可选择中、低强度的有氧运动，避免头部向下等用力活动。有活动性的增殖性糖尿病性视网膜病变的患者，需严格限制运动，应避免无氧和用力、剧烈震动。若进行大强度运动，可能诱发玻璃体出血，或牵拉性视网膜脱离。

2. 运动注意事项

在运动时应注意做好眼部的防护，在冬季雪地里或日光强烈的地方，应该佩戴防护镜；运动时选择适合的场地，地面需平坦，光线需充足，建议在室内进行运动；运动时间相对固定，强度相对固定，切忌运动量忽大忽小；运动时可适量饮些温水，以补充汗液的丢失和氧的消耗，不要大量喝凉水，以免增加心脏和胃肠道负担；在运动中注意自己身体的感受，注意心率变化和感觉，以掌握运动强度。另外，避免剧烈运动，防止剧烈振荡引起眼底新生血管破裂出血和视网膜脱落，引起视力急剧下降，导致失明。

3. 每日做眼部运动

（1）眨一眨眼睛，然后注视着远处的任何目标。

（2）不要转动头部，让眼球转到右眼角，然后再转到左眼角。

（3）不要抬头或低头，让眼睛先看看天花板，再看看地板。

（4）把眼睛尽量地睁大，然后尽量地闭紧。

五、中医药治疗管理

关于 DR 对应的中医病名，可依据临床表现的不同而不同。在病变初期，可无眼部症状。当眼底发生出血、水肿或黄斑部受影响时，可出现视力下降，眼前黑影，飞蚊症及视物变形等"视瞻昏渺"症状。若出血进入玻璃体，则可出现"云雾移睛"或"暴盲"的症状。因此，DR 属中医眼科"暴盲""云雾移睛"或"视瞻昏渺"等范畴。

病因：①气阴两虚：缘于病久伤阴或素体阴亏，以致气阴两虚，机体失养。②饮食不节：平日多食酒肉厚味，损伤脾胃，导致脾胃运化不力，酿成内热。日久使体内津液干涸，故消谷引饮；水液偏渗于膀胱，因而出现多饮、多食、多尿"三多"症状。③情志失调：喜、怒、思、忧、恐五志失调，可化火，内火旺则伤津耗液，导致津液干涸。④禀赋不足或劳伤过度：先天禀赋不足，或后天劳倦内伤，如房事不节则伤肾，肾虚阴亏则火旺，虚阳上浮，犯于目窍而灼伤血络。

病机：①虚火内生，灼伤目中血络，血溢络外。②目失所养，因虚致瘀，血络不畅。③脾虚失运，痰湿内生，或肝郁犯脾，脾胃受制。④脏腑柔弱，脾肾两虚，目失濡养。

（一）中药辨证论治

DR 的辨证治疗为全身辨证结合眼底病变，根据 DR 的主要病机特点，标本兼治，以益气养阴、补益肝肾治本，以活血止血、祛湿除痰治标。

1. 阴虚内热

[症状] 口渴多饮，消谷善饥，或口干舌燥，腰膝酸软，心烦失眠，舌红，苔薄白，脉细数。眼底检查见鲜红微血管瘤，点状出血，或有少量硬性渗出。

[治法] 滋阴降火，活血润燥。

[方药] 玉泉散合人参白虎汤加减。

山茱萸 15g，石膏 30g，知母 15g，天花粉 15g，生地黄 15g，麦冬 12g，太子参 30g，牛膝 10g。每日 1 剂，水煎服。

[加减] 口渴甚酌加天冬、玄参、葛根、石斛等润燥生津；尿频甚加山药、枸杞子、桑螵蛸；视网膜出血鲜红可加大蓟、小蓟、白茅根、槐花以凉血止血。

2. 气阴两虚

[症状] 面色少华，视疲乏力，少气懒言，咽干，自汗，五心烦热，舌淡胖，脉虚无力或细数。眼底见微血管瘤，斑点状出血，视网膜水肿及硬性渗出。

[治法] 益气养阴，化瘀。

[方药] 六味地黄汤合生脉散加减。

山茱萸 15g，牡丹皮 12g，泽泻 12g，熟地黄 30g，茯苓 15g，山药 20g，党参 30g，黄芪 30g，麦冬 15g，五味子 6g，丹参 15g。每日 1 剂，水煎服。

[加减] 自汗、盗汗加生牡蛎 30g、浮小麦 15g；视网膜水肿、渗出较显著者，可加猪苓 15g、车前子 15g、益母草 20g，以渗湿活血。

3. 脾肾两虚

[症状] 形体消瘦或虚胖，头晕耳鸣，面色苍黄或浮胖，阳痿，夜尿频或尿清长，形寒肢冷，舌淡苔薄白，脉沉弱。眼底硬性渗出，棉絮状白斑，出血，视网膜水肿或有黄斑囊样水肿。

[治法]滋肾温阳，健脾活血。

[方药]金匮肾气丸合四君子汤加减。

制附子15g，桂枝5g，山茱萸15g，茯苓20g，山药20g，熟地黄15g，党参30g，白术15g，益母草20g。

[加减]视网膜水肿明显者，可酌加车前子15g、葫芦15g以利水渗湿；软性渗出增多，应加法半夏15g、浙贝母15g、苍术10g、丹参15g，以化痰活血。

4. 瘀血内阻

[症状]胸闷，头晕目眩，肢体麻木，舌质暗有瘀斑，脉弦或细涩。视网膜静脉充盈，粗细不均，视网膜内小血管迂曲成丛或见新生血管，斑片状出血反复发生或玻璃体积血，机化膜形成。

[治法]正本清源，活血通络。

[方药]山茱萸15g，当归10g，葛根15g，白僵蚕10g，浙贝母15g，丹参15g，大黄炭6g，制乳香6g，生牡蛎30g，牛膝15g，昆布15g，海藻15g。每日1剂，水煎服。

[加减]新近又出血者，应选加止血化瘀药，如茜草根、生蒲黄、仙鹤草；黄斑区水肿为血不利化为水，应加泽兰、益母草、车前子以化瘀利水。

5. 脾虚湿困，痰浊阻络

[症状]头重头昏，眼蒙目眩，视物如云雾遮睛，胸闷胀满，肢重纳呆，便溏，舌淡红，苔白腻，脉濡滑。眼底检查以视网膜水肿、渗出为主，出血少。

[治法]健脾燥湿，化痰通络。

[方药]温胆汤加味。

法半夏10g，陈皮6g，苍术10g，竹茹15g，茯苓15g，甘草6g，枳实10g，丹参15g，山药20g，浙贝母10g。每日1剂，水煎服。

[加减]痰多加胆南星9g，倦怠乏力加党参15g、黄芪15g、白术10g。

6. 肺胃燥热

[症状]多食易饥，形体消瘦，烦躁失眠，大便干燥，舌质淡红，苔黄，脉滑数。眼底检查见视网膜出血斑、渗出，以出血为主。

[治法]滋阴清热，凉血止血。

[方药]玉女煎加减。

石膏 20g，知母 12g，生地黄 15g，麦冬 15g，黄连 6g，栀子 10g，牛膝 15g，牡丹皮 10g，三七末 3g（冲服）。每日 1 剂，水煎服。

[加减] 如大便秘结不行，可加大黄 10g、玄参 20g、肉苁蓉 30g，以增液通便；如出血量多，加小蓟 30g、白茅根 30g，以凉血止血。

（二）中成药治疗

1.血府逐瘀胶囊

[功效] 活血祛瘀，行气止痛。

[适应证] 糖尿病性视网膜病变气滞血瘀证者，症见单眼或双眼发病，视力急降，甚至失明，常伴眼珠压痛及转动时珠后作痛，头痛耳鸣，口苦咽干。

[用法] 每次 6 粒，每日 2 次，1 个月为 1 个疗程。

2.复方血栓通胶囊

[功效] 活血化瘀，益气养阴。

[适应证] 糖尿病性视网膜病变血瘀兼气阴不足者，症见单眼或双眼发病，视力下降，常伴眼痛，可伴口干欲饮。

[用法] 每次 3 粒，每日 3 次，1 个月为 1 个疗程。

3.糖网宁颗粒

[功效] 活血化瘀，益气养阴，清肝明目。

[适应证] 糖尿病性视网膜病变气阴亏损、瘀血阻滞者，症见初起眼无不适，或自觉眼前有蚊蝇飞舞、云雾飘动，或视物呈现红色，继而一眼或双眼视力骤然下降，甚至失明；可伴有头晕耳鸣、烦热口干。

[用法] 每袋 10g，每次 2 袋，早晚各 1 次。2 周为 1 个疗程，共治疗 12 个疗程。

4.金菖胶囊

[功效] 滋阴活血，化瘀解郁，益气通络。

[适应证] 糖尿病性视网膜病变气阴两虚兼血瘀证者。

[用法] 每次 3 ～ 4 粒，每日 3 次。

5.六味地黄丸

[功效] 滋阴补肾。

[适应证] 单纯期糖尿病性视网膜病变肾阴不足者。

[用法]每次6g,每日2次。

6.明目地黄丸

[功效]滋肾,养肝,明目。

[适应证]糖尿病性视网膜病变阴虚内热、风火上攻者,症见口干、口渴、颧红盗汗、五心烦热、目涩畏光、视物模糊等。

[用法]每次8～10丸,每日3次。

7.石斛明目丸

[功效]平肝清热,滋肾明目。

[适应证]糖尿病性视网膜病变肝肾阴虚内热者,症见视物不清、内障抽痛、头目眩晕、精神疲倦等。

[用法]每次6g,每日2次。

8.黄连羊肝丸

[功效]泻火明目。

[适应证]糖尿病性视网膜病变肝火旺盛证者,症见目赤肿痛、视物昏暗、羞明流泪、胬肉攀睛。

[用法]每次6g,每日2次。

(三)中医特色治疗

1.贴敷治疗

取眼周穴睛明、攒竹、阳白、丝竹空、太阳、瞳子髎,于穴位处固定决明子1颗,再以丹参、郁金、牛膝、地龙制成的膏剂敷贴覆盖其上,粘贴固定。用双手无名指间断按压穴位贴敷处2小时左右,起到刺激穴位、中药渗透入穴的作用,每日1次。该法具有行气止痛、活血化瘀、补肾壮阳、扶正固本功能。

2.针灸治疗

(1)体针治疗:取脾俞、膈俞、睛明、足三里、球后等穴位,针刺得气后留针15分钟,每日1次,10次为1个疗程。

(2)耳穴治疗:取穴胰、胆、肾、丘脑、缘中、内分泌、皮质下、三焦,采用耳穴压豆法,每日1次,每周2次。

3.碘离子导入治疗

适用于DR伴有玻璃体积血的早中期患者。将10%碘化钾新鲜溶液做负极，头枕部做正极，把制好的纱布浸生理盐水，6～8层浸10%碘化钾溶液。开始治疗前患眼滴10%碘化钾溶液2～3滴，令患者闭眼，覆盖上浸药纱布，导入电流。

4. 药膳食疗

（1）银杞明目汤

[原料]水发银耳15g，枸杞子5g，鸡肝100g，盐、味精、淀粉、葱、姜适量。

[制作]将鸡肝洗净，切成薄片，放入碗内，加淀粉、姜、盐拌匀。银耳泡发后去蒂洗净，撕成小块。将清汤、盐、味精放入锅中烧热，随后放入银耳、枸杞子、鸡肝煮沸，撇去浮沫，调味即成。

[功用]滋补肝肾，明目美颜。适用于糖尿病性视网膜病变肝肾不足而致视物模糊、双眼昏花者。

（2）石斛杞子猪肝汤

[原料]猪肝、猪肚各1具，北沙参50g，石斛50g，枸杞子50g，鸡半只，生姜3片，盐少许。

[制作]将猪肝、猪肚、清汤、生姜放入锅中烧热煮沸，撇去浮沫和浮油，再文火煮4小时，中途放入鸡肉，最后放入枸杞子、石斛和沙参及盐，煮半个小时即成。

[功用]滋阴明目，养肝补肾。适用于糖尿病性视网膜病变肝肾不足而致视物不清、双眼干涩、腰膝酸痛、口干不渴者。

（3）菊花羊肝汤

[原料]鲜羊肝200g，菊花50g（干品15g），鸡蛋1个，盐、味精、淀粉、香油、烹调油、葱、姜适量。

[制作]将羊肝洗净，切成薄片；菊花泡开；鸡蛋去黄留清与淀粉共调。将羊肝放入热水焯一下，加蛋清淀粉、盐拌匀。锅内加油烧至五六成热，下姜片炒出香味，加入清汤、羊肝、盐煮沸，随后放入菊花、味精、葱，稍煮片刻，起锅淋香油。

[功用]清热，养肝，明目。适用于糖尿病性视网膜病变视物模糊、双眼干涩者。

（4）菊花珍珠母粥

[原料] 菊花 50g（干品 15g），珍珠母 120g，粳米 50g。

[制作] 将菊花去蒂，蒸后晒干磨成末。珍珠母洗净，放入锅内加水，武火烧开，文火再煮半小时后去渣。放入粳米、药汁熬煮半熟后加菊花末，文火煮熟。

[功用] 滋阴补肝，清热泻火。适用于糖尿病性视网膜病变肝阴不足而致头昏眼干、心烦失眠者。

（四）名医名家治疗经验

1. 庞万敏

庞万敏将本病分为 4 型。

（1）气津亏阻：治宜益气润燥，清热活络。方用经验方糖网润燥饮：生地黄、玄参、麦冬、天花粉、山药各 30g，玉竹、沙参、黄芪、丹参、金银花各 15g。

单纯型者加藕节 12g，女贞子、墨旱莲各 30g；黄斑水肿者加泽兰、白薇各 12g；增殖型者加珍珠母 30g，鳖甲 12g；热象明显者加龙胆草、栀子、黄芩各 10g；若肝阴不足，脾气虚弱，瘀热阻络，眼底出血久不吸收者，可服二至葫芦饮（女贞子、墨旱莲、茺蔚子、山药、葫芦各 30g，白术、金银花、丹参、泽兰各 15g），或加韭菜子 15g；胃纳不佳者，加鸡内金 10g；阳痿加菟丝子 30g。

（2）脾虚络阻：治宜益气健脾，通脉活络。方用《太平惠民和剂局方》之参苓白术散加减：人参、茯苓、白术、山药各 12g，炙甘草 6g，桔梗、白扁豆、莲子各 10g，薏苡仁 15g，砂仁 9g。

腹泻加肉豆蔻 10g，肢冷畏寒加附子 10g。

（3）肾虚络阻：治宜滋阴活络，方用《小儿药证直诀》之六味地黄汤加减：熟地黄 15g，山药、茯苓、牡丹皮各 12g，山茱萸 10g，泽泻 10g。酌加白薇、泽兰、丹参、王不留行。

若遗精加金樱子、桑螵蛸各 10g。肾阳不足者加肉苁蓉、狗脊各 10g，鹿茸 5g。出血较多者，加蒲黄 12g，三七粉 1.5g。

（4）燥热络阻：治宜滋阴润燥，凉血散瘀，方用经验方育阴凉散汤：百部、夏枯草、生地黄、金银花、炒茜草各 12g，山药、沙参、黄芩炭、炒栀子、白及、阿胶（烊化）各 10g，牡丹皮 6g，赤芍、大黄炭各 5g。

有新生血管反复出血者，加三七粉 1.2g，女贞子、墨旱莲各 30g。

2. 邹菊生

邹菊生将本病分为 3 型。

（1）肺胃燥热型：治宜清泄肺胃，养阴生津。药用生石膏、知母、甘草、苍术、沙参、黄连、山药、天花粉、生地黄、玄参。

（2）肾阴亏损型：治疗宜滋阴潜阳，宁血明目。药用黄柏、知母、山药、山茱萸、茯苓、牡丹皮、仙鹤草、白及、昆布、海藻、煅龙骨。

（3）气阴两虚型：治宜益气养阴，和营活血。药用黄芪、山药、党参、玄参、天花粉、丹参、甘草、皂角刺、昆布、海藻、金银花、当归、升麻等。

3. 林兰

林兰将本病分为 5 型论治。

（1）脾虚湿困，痰浊阻络：选用温胆汤加减。

（2）肝瘀气滞，目络受阻：选用丹栀逍遥散加减。

（3）肝肾不足，水亏火旺：选用驻景丸加减。

（4）气血两虚，目失所荣：方选八珍汤加减。

（5）阴虚阳亢，火伤目络：方选犀角地黄汤加减。

4. 高旋

高旋将本病分为 4 型论治。

（1）肝肾两虚：治以补益肝肾为主，方选杞菊地黄丸加减：枸杞子、菊花、熟地黄各 24g，山茱萸、山药各 12g，泽泻、茯苓各 9g，牡丹皮 20g。

（2）脾胃气虚：治以益气健脾，方选参苓白术散加减：人参 15g，苍术、白术、茯苓、山药、莲子肉各 20g，薏苡仁、桔梗、甘草、青葙子各 10g。

（3）阴虚热盛：治以养血滋阴、清热明目为法，方选玉女煎合增液白虎汤加减：人参、麦冬、玉竹、生地黄各 15g，知母 35g，石膏 50g，玄参 20g，女贞子、枸杞子各 10g。

（4）肾阴阳两虚：治以温阳滋肾、固涩明目为法，方选金匮肾气丸加减：熟地黄 30g，山药、山茱萸各 20g，泽泻、茯苓、牡丹皮各 15g，桂枝、制附子、枸杞子各 10g。

5. 张发荣

经验方杞菊地黄汤加减。

组成：枸杞子、菊花、熟地黄、山茱萸、牡丹皮、山药、茯苓、泽泻。

主治：糖尿病性视网膜病变证属肝肾亏虚者。

加减：症见视物模糊、目睛干涩者，加木贼、决明子。考虑本病之源，实由糖毒损害肝肾，累及目睛，临床常有肝热或风热证候，故方中加木贼、决明子等清热疏风之品不可忽视。

6. 余杨桂

经验方滋肾健脾化瘀方。

组成：山茱萸、薏仁肉、生地黄、石决明、黄芪、葛根、田七、制乳香、大黄、山楂、鸡血藤。

主治：糖尿病性视网膜病变肝肾不足兼脾虚、目络瘀滞者。

7. 邓亚平

经验方滋阴活血方。

组成：黄精、山药各30g，沙参20g，生地黄15g，麦冬、枸杞子各12g。

主治：糖尿病性视网膜病变证属肾虚血瘀者。

加减：气阴两虚加黄芪30g，白术12g，阴阳两虚加巴戟天15g，淫羊藿12g；眼底有新鲜出血或玻璃体积血者加生蒲黄、墨旱莲各30g，丹参15g；眼底出血暗红或伴有渗出物者加丹参30g，赤芍、郁金各15g，牛膝12g；眼底见有机化合物、新生血管或陈旧性玻璃体积血者加丹参30g，牛膝15g，穿山甲（现用代用品，下同）、浙贝母、昆布、海藻各10g；伴视网膜水肿者加茯苓20g，薏苡仁30g；黄斑部有渗出物加山楂、鸡内金各15g。

8. 姚芳蔚

经验方芪术地黄汤。

组成：生黄芪、苍术、白术、生地黄、山药、茯苓、泽泻、山茱萸、牡丹皮、玄参。

主治：气阴两虚型糖尿病性视网膜病变。

加减：眼内新鲜出血，选加生蒲黄、茜草、花蕊石、三七、白茅根、生槐花；出血久不吸收，加赤芍、郁金、川芎、丹参；陈旧性出血伴机化选加海藻、昆布、煅牡蛎；伴视网膜动脉硬化加槐花、荠菜；阴虚加沙参、麦冬；阳虚加熟附子、肉桂；气虚加党参；血虚加当归；火旺加知母、黄柏；痰阻加法半夏；高血压加石决明、滁菊；高血脂加山楂、何首乌；高血糖加枸杞子、葛根、玉米须、玉竹。

9. 葛邦颖

经验方：丹参20g，赤芍10g，制乳香6g，制没药6g，山茱萸15g，茯苓10g，泽泻10g，山药15g，白僵蚕10g，煅牡蛎15g，天花粉10g。

主治：脾肾两亏、气虚血瘀型糖尿病性视网膜病变。

10. 单方验方

（1）生蒲黄汤

[组成]生蒲黄24g，墨旱莲24g，丹参15g，郁金15g，牡丹皮12g，生地黄12g，荆芥炭12g，川芎6g。

[主治]治疗糖尿病性视网膜病变出血期，血分有热，眼底出血，视物不清，视力减退。

[加减]去郁金、丹参、川芎，选加玄参、地骨皮、三七、茜草、花蕊石等，可增加凉血止血之功；选加黄芪、太子参、三七，则可增加益气止血之效。

（2）桃红四物汤加减

[组成]熟地黄15g，当归15g，白芍10g，川芎8g，桃仁9g，红花6g。

[主治]治疗糖尿病性视网膜病变出血静止期，血虚血瘀，眼底出血。

[加减]加黄芪、太子参、枸杞子、墨旱莲，益气滋肾；若选加茯苓、白术、猪苓、泽泻，则可增加实脾利水消肿的功效。

（3）清肝解郁益阴渗湿汤

[组成]柴胡10g，菊花10g，蝉蜕10g，木贼10g，羌活10g，防风10g，荆芥10g，苍术10g，白术10g，女贞子10g，菟丝子10g，赤芍10g，生地黄10g，夏枯草30g。

[主治]糖尿病性视网膜病变证属肝郁脾虚者。

[加减]视网膜伴水肿及渗出者，加泽兰、浙贝母、生牡蛎以利水消肿，软坚散结；眼底新鲜出血者，可酌加三七粉止血散瘀；眼底陈旧病变者，可加鬼箭羽活血破瘀。

（4）潜阳化瘀汤加减

[组成]钩藤10g，石决明20g，白蒺藜10g，女贞子12g，墨旱莲12g，生地黄20g，熟地黄15g，牡丹皮10g，丹参15g，益母草12g，牛膝10g。

[主治]糖尿病性视网膜病变证属阴虚阳亢者。

（5）生脉散

[组成]人参10g，麦冬15g，五味子6g。

[主治]糖尿病性视网膜病变证属气阴两虚者。

（6）温胆汤

[组成]半夏6g，竹茹6g，枳实6g，陈皮6g，甘草3g，茯苓5g。

[主治]糖尿病性视网膜病变证属痰瘀阻滞者。

（7）大柴胡汤

[组成]柴胡24g，黄芩炭10g，姜半夏15 g，枳壳15g，炒赤芍15g，大黄炭10g，炮姜炭30g，大枣（掰）6枚，黄连15g。

[主治]糖尿病性视网膜病变玻璃体出血证属痰瘀热结者。

糖尿病周围神经病变的管理

扫码看视频

一、概述

（一）定义

糖尿病周围神经病变（diabetic peripheral neuropathy，DPN）是指周围神经功能障碍，包含脊神经、颅神经及自主神经病变，是糖尿病所致神经病变中最常见的一种，发病率为30%～90%。糖尿病神经病变的发生与糖尿病病程、血糖控制等因素相关，病程达10年以上者，易出现明显的神经病变临床表现。本病患者性别差异不明显，男女几乎相当，患者年龄7～80岁不等，随年龄的增长患病率上升，高峰见于50～60岁。

（二）分类

糖尿病对神经系统损伤是全身弥漫性，神经损伤的病理也都是脱髓鞘、轴索变性和末梢神经炎。由于组织器官局部解剖结构的差异，神经的血液供应、神经纤维长度和分布存在很大的不同，故临床表现也多种多样，可以表现为全身性异常表现如全身性疼痛，也可以突出在某些部位如心脏、消化道有特殊表现。

糖尿病周围神经病变分型见表12。

表12 糖尿病周围神经病变分型

分型	临床特征
远端对称性多发神经病变（DSPN）	DPN最常见类型，主要根据临床症状和体征，如疼痛、麻木、感觉异常和临床筛查进行诊断
远端运动神经病变	一侧下肢近端严重疼痛多见，可与双侧远端运动神经同时受累，伴迅速进展的肌无力和肌萎缩
局灶性单神经病变（或称为单神经病变）	可累及单颅神经或脊神经。颅神经损伤以动眼神经最常见，其次为面神经、外展神经、三叉神经及听神经
非对称性的多发局灶性神经病变	同时累及多个单个神经的神经病变，可出现麻木或疼痛
多发神经根病变	最常见为腰段多发神经根病变，主要为L2、L3和L4等高腰段的神经根病变引起的一系列症状
自主神经病变	可累计心血管、消化、呼吸、泌尿生殖等系统，还可出现体温调节、泌汗异常及神经内分泌障碍

糖尿病自主神经病变的分类如表13。

表13 糖尿病自主神经病变的分类

分类	表现	检查
心血管系统	直立性低血压、晕厥、冠状动脉舒缩功能异常、无痛性心肌梗死、心脏骤停或猝死	心率变异性、体位性血压变化测定、24h动态血压监测
消化系统	吞咽困难、呃逆、上腹饱胀、胃部不适、便秘、腹泻及排便障碍等	胃电图、胃排空的闪烁图扫描等
泌尿生殖系统	膀胱功能障碍表现为排尿障碍、尿失禁、尿潴留、尿路感染等。性功能障碍在男性表现为勃起功能障碍和（或）逆向射精，女性表现为性欲减退、性交疼痛	性激素水平、超声检查等
其他	出汗减少或不出汗，从而导致手足干燥开裂，容易继发感染。对低血糖感知减退或无反应	

糖尿病神经病变最常见、最为代表性为糖尿病远端对称性多发性神经病变（DSPN），下面将重点阐述。

由于DSPN的受累范围广，严重程度不均一，特别对无症状的糖尿病神经病变，需靠仔细的体征筛查或神经电生理检查综合分析方可诊断。

（三）辅助检查

1. 神经系统检查

（1）痛觉：主要通过测定足部对针刺所引起的疼痛的不同反应来初步评估末梢感觉神经的功能情况。

（2）温度觉：通过特定的仪器根据不同温度的变化来测定足部对温度变化感觉的敏感性。

（3）压力觉：常用 Semmes–Weinstein 单丝（5.07/10g 单丝）进行检测。以双足踇趾及第 1、4 跖骨头的掌面为检查部位（避开胼胝及溃疡的部位），将单丝置于检查部位压弯，持续 1～2 分钟，在闭眼的状况下，判断是否感觉到单丝的刺激，于每个部位各测试 3 次。3 次测试中 2 次以上回答错误则判为压力觉缺失，3 次测试中 2 次以上回答正确则判为压力觉存在。

（4）振动觉：常用 128Hz 音叉进行检查。将振动的 128Hz 音叉末端置于双足踇趾背面的骨隆突处各测试 3 次，在闭眼的状况下，询问能否感觉到音叉的振动。3 次测试中 2 次以上回答错误判为振动觉缺失，3 次测试中 2 次以上回答正确则判为振动觉存在。

（5）踝反射：根据踝反射情况分为亢进、减弱及正常，反映下肢深感觉的功能情况。

2. 神经电生理检查

神经电生理检查能够确认周围神经病变，并辅助判断其类型及严重程度；对于无症状的糖尿病患者，电生理检查有助于发现其亚临床周围神经病变。当病史和体检已经能够明确周围神经病变及其类型时，神经电生理检查并非必需。

（1）神经传导测定：神经传导测定在 DSPN 的诊断中具有重要作用。感觉和运动神经传导测定应至少包括上、下肢各 2 条神经。

感觉神经传导测定：主要表现为感觉神经动作电位波幅降低，下肢远端更为明显，传导速度相对正常，符合长度依赖性轴索性周围神经病的特点。当存在嵌压性周围神经病时，跨嵌压部位的感觉神经传导速度可有减慢。在以自主神经表现为主者，感觉传导可以正常。感觉神经传导测定有助于发现亚临床病变。

运动神经传导测定：远端运动潜伏期和神经传导速度早期通常正常，一般无运动神经部分传导阻滞或异常波形离散，后期可出现复合肌肉动作电位波幅降低，传导速度轻度减慢。在单神经病或腰骶丛病变时，受累神经的复合肌肉动作电位波幅可以明显降低，传导速度也可有轻微减慢。在合并嵌压性周围神经病者，跨嵌压部位传导速度可明显减慢。本法适用于经上述检查后高度怀疑但尚未确诊的患者，可评估周围有髓鞘的粗纤维神经传导电信号的能力。

（2）针极肌电图检查：针极肌电图检查可见异常自发电位，运动单位电位时限增宽、波幅增高，大力收缩时运动单位募集减少。针极肌电图能够证实运动神经轴索损害，发现亚临床病变，并协助不同神经病变分布类型的定位。

在以自主神经或感觉神经受累为主的周围神经病变，针电极检测的阳性率较低。

（3）F波和H反射：可有潜伏期延长，以下肢神经为著。

（4）皮肤交感反应测定：有助于发现交感神经通路的异常，表现为潜伏期延长，波幅降低或引不出波形。

3. 影像学检查

对于神经根或丛病变者，可选择影像学检查排除脊柱与椎管内病变和盆腔内占位性病变。

4. 形态学检查

（1）皮肤活检：为创伤性检查，多在临床研究中采用。取直径3mm的皮肤观察表皮内神经纤维密度及平均神经分支长度，主要评估细神经纤维病变。

（2）神经活检：为创伤性检查，多在临床研究中采用。外踝后方的腓肠神经是常用的活检部位。此检查只反映某一时刻、某一根神经的某一个位点上的信息，而不能反映完整的神经反应环的功能。

5. 其他诊断和评估方法

（1）定量感觉检查（QST）：QST检查仪器具有多种感觉测量模式，其中轻触觉及振动觉可评估有髓的粗神经纤维功能，痛觉可评估薄髓或无髓的小细神经纤维功能。该检查主观性强，可作为辅助诊断。

（2）振动觉阈值测定（VPT）：简便、无创、重复性好、患者顺应性好。

（3）神经功能评分：较详细全面，如密歇根评分法包括一份由患者完成的 15 个问题组成的症状问卷和一份简单的由医生完成的足部体检量表，多用于 DPN 的流行病学调查。

（4）痛觉诱发电位：可以评估痛觉通路的异常，目前主要用于临床研究。

（四）诊断

1. 诊断标准

明确的糖尿病病史；诊断糖尿病时或之后出现的神经病变；临床症状和体征与本病表现相符；有临床症状（疼痛、麻木、感觉异常等）者，5 项检查（踝反射、针刺痛觉、震动觉、压力觉、温度觉）中任何 1 项异常；无临床症状者，5 项检查中任何 2 项异常，可临床诊断。

2. 排除诊断

需排除其他病因引起的神经病变，如颈腰椎病变（神经根压迫、椎管狭窄、颈腰椎退行性变）、脑梗死、格林－巴利综合征，排除严重动静脉血管性病变（静脉栓塞、淋巴管炎）等，尚需鉴别药物尤其是化疗药物引起的神经毒性作用，以及肾功能不全引起的代谢毒物对神经的损伤。如根据以上检查仍不能确诊、需要进行鉴别诊断的患者，可做神经肌电图检查。

3.DSPN 临床诊断

DSNP 主要根据临床症状，如疼痛、麻木、感觉异常等进行诊断。临床诊断有疑问时，可以做神经传导功能检查等。

4. 诊断分层

（1）确诊：有糖尿病远端对称性多发性神经病变的症状或体征，同时存在神经传导功能异常。

（2）临床诊断：有糖尿病远端对称性多发性神经病变的症状及 1 项体征为阳性，或无症状但有 2 项以上（含 2 项）体征为阳性。

（3）疑似：有糖尿病远端对称性多发性神经病变的症状但无体征，或无症状但有 1 项体征阳性。

（4）亚临床：无症状和体征，仅存在神经传导功能异常。

二、西医治疗管理

（一）一般治疗

1. 血糖控制：细胞内过多的葡萄糖会激活细胞内一个或多个代谢葡萄糖的通路，故长期的高血糖导致糖尿病并发症的发生。积极严格地控制高血糖并保持血糖稳定是预防和治疗的最重要措施。开始越早，治疗效果越明显。

2. 定期进行筛查及病情评价：全部患者应在诊断为糖尿病后至少每年筛查；对于糖尿病程较长，或合并有眼底病变、肾病等微血管并发症的患者，应该每隔 3 ～ 6 个月进行复查。

3. 加强足部护理：罹患周围神经病变的患者都应接受足部护理的教育，以降低足部溃疡的发生。

4. 在患有晚期疾病和多种危险因素及并发症的 2 型糖尿病患者中，仅仅强化血糖控制防止远端对称性多神经病变的效果有限，应该制定以患者为中心的目标。

5. 对糖尿病前期或代谢综合征和 2 型糖尿病患者进行生活方式干预，以预防远端对称性多神经病变。

（二）药物治疗

1. 针对糖尿病神经病变发病机制的治疗

到目前为止，所有的努力仍是试验性的治疗。单一药物治疗效果有限，目前没有任何药物在临床实际操作中获得较好的改善率。考虑神经病变是微血管病变的一种，治疗神经病变需要改善神经元和神经纤维的血供，帮助修复。在临床上，改善循环的治疗也取得一定的疗效。

2. 糖尿病神经病变治疗策略

考虑目前针对糖尿病神经病变单一治疗效果有限，而神经病变是长期代谢紊乱的结果，联合治疗是目前的治疗趋势。

（1）阻断高血糖对神经的进一步损害：针对高血糖对细胞组织损伤机制的药物，包括抗氧化剂、醛糖还原酶抑制剂等。在血糖短期内波动较大者，推荐用抗氧化剂。代表药物：依帕司他，每次 50mg，每日 3 次。

（2）改善末梢血循环：所有改善血流的药物，都可以根据患者具体情况选用。这些药物包括末梢血管扩张药，如尼莫地平、前列腺素等；整体血管扩张药物，包括几乎所有的非利尿类抗高血压药物；软化血管药物，如一些酶类；抗血小板药物，如阿司匹林等。代表药物：前列地尔注射液，5 ~ 10μg 加 10mL 生理盐水静脉注射。

（3）改善神经元、神经纤维的营养代谢，促进神经修复：这一类药物包括维生素 B 族、维生素 C 和修饰后的维生素 B_{12}；一些血清或其他物质的小分子非蛋白质提取物如神经节苷脂、神经妥乐平；此外，还有神经生长因子等。

（三）改善症状治疗

在控制血糖等前述治疗的基础上，大部分患者的神经病变症状改善甚至消失，只有小部分，特别是病史较长、病情较重的患者，需要针对症状治疗。

在糖尿病患者中，痛性糖尿病神经病变的发生率，根据不同研究标准，从 3% 到 20% 不等，是临床上慢性疼痛综合征最常见的原因之一。目前治疗的药物有很多，但是这些药物一般都有不良反应，并且有应用禁忌证，故应谨慎使用。

通常采用以下顺序治疗患者的疼痛症状：甲钴胺和 α- 硫辛酸、传统抗惊厥药、新一代抗惊厥药、度洛西汀、三环类抗忧郁药物、阿片类止痛药等。

1. 甲钴胺和 α- 硫辛酸：可以作为对症处理的第一阶梯用药。甲钴胺，每次 0.5mg 口服，每日 3 次；或甲钴胺注射液每次 0.5mg，每日 1 次，肌内注射或静脉注射。α- 硫辛酸 250 ~ 500mg，加入 100 ~ 250mL 生理盐水中静脉滴注，滴注时间约 30 分钟，铝箔包裹避光。

2. 传统抗惊厥药物，主要有丙戊酸钠和卡马西平。

3. 新一代抗惊厥药，主要有普瑞巴林和加巴喷丁。

4. 三环类抗抑郁药，最常用阿米替林、丙米嗪和新型抗抑郁药选择性 5- 羟色胺再摄取抑制剂西肽普兰等。

5. 阿片类止痛药，主要有羟考酮和曲马多等。

6. 局部止痛治疗：主要用于疼痛部位相对比较局限的情况，如硝酸异山梨酯喷雾剂、硝酸甘油贴膜剂可使患者的局部疼痛及烧灼感得到减轻；辣椒素可减少疼痛物质的释放；一种局部敷料贴片可缓解开放伤口疼痛，也可缓解 DPN 的疼痛；局部应用 5% 的利多卡因贴片也可缓解疼痛症状。

三、饮食管理

全营养素的饮食摄入对人体极为重要，正常人机体代谢需要 40 多种营养素参与，这些营养素必须通过食物摄入来满足人体需要。如果在数周到数月之间食物摄入不足，就会造成营养素缺乏，引起机体病变，影响周围神经系统功能。血糖控制理想的糖尿病患者，即便是没有周围神经系统并发症者，也要有全营养素食补的意识。代谢需要的全营养素除了产热营养素蛋白质、脂肪、碳水化合物以外，膳食中还应包括：常量矿物质元素（钙、磷、钾、钠、镁）；微量矿物质元素，亦称微量元素（铁、碘、锌、硒、铜、氟、铬、锰、钼）；水溶性维生素（维生素 B_1、B_2、B_6、B_{12}，维生素 C、泛酸、叶酸、烟酸、胆碱等）；脂溶性维生素（维生素 A、D、E、K）及膳食纤维等。如果糖尿病已经合并了周围神经的病变，在上述营养素基础上应注重加强富含维生素 B_1、维生素 B_6、维生素 B_{12}、烟酸的食物摄入，有利于病变的恢复。

四、运动管理

糖尿病周围神经病变患者运动的原则是循序渐进、量力而行、持之以恒。

1. 运动方式

建议有周围神经病变而没有急性溃疡形成的糖尿病患者可以参加中等强度的负重运动。有足部损伤或开放性疮、溃疡的糖尿病患者建议进行非负重的上肢运动训练。糖尿病神经病变易合并糖尿病性视网膜病变，此时应避免接触性运动、屏气和升高血压的运动（如举重、拳击等），以防眼底出血或视网膜脱离。糖尿病神经病变下肢负重过大、时间过长，会导致膝部损伤。因此，患者不要做下肢的长久运动，如举重、快跑等。

2. 运动着装

应选择宽松、轻便、透气性强的服装进行运动，必要时佩戴护具。糖尿病周围神经病变患者应选择柔软舒适的鞋子，并穿比较厚的棉袜，以免对脚造成伤害。穿鞋前检查鞋内有无异物。糖尿病神经病变保护性感觉缺乏、痛感反应迟钝、剧烈运动，都容易引起足部溃疡而不自知，故不建议进行打篮球、踢足球等剧烈运动。

3. 运动场地

应选择安全的环境，周围障碍物不多，路面平坦，并且不拥挤，以防止跌倒。运动后检查双足，即使是微小的破损，也要及时就医。

4. 运动后的保健

运动后应及时进行足部检查。

（1）糖尿病周围神经病变患者要保持足部清洁卫生，洗脚水温不超过42℃，否则容易烫伤。洗脚后用柔软的毛巾擦干，尤其要擦干趾缝。

（2）每天检查足部情况，看是否有水疱、皮裂、磨伤、足癣、甲沟炎等。一旦发生及时治疗。有时需要有经验的他人来帮助检查。

（3）避免自行修剪胼胝或用化学制剂来处理胼胝或趾甲；由专业人员修除胼胝或过度角化的足趾，一旦有问题，及时找到专科医师或护士诊治。

（4）加强足部按摩，促进双足的血液循环，最好每晚泡足 1 次，有利于改善足部的血液循环。不用热水袋、火炉等暖脚，以防烫伤，糖尿病周围神经病变患者的温度觉很差，容易被烫伤而起水疱。水疱一旦破溃感染，会形成糖尿病足部溃疡。

（5）要注意双足保暖，防止冻伤。足部易干裂，可用中性润肤霜均匀涂擦。

此外，运动前后的血糖监测有助于调整用药方案。糖尿病神经病变容易发生无症状性低血糖，运动前监测一次血糖可以将两者区分开来，血糖低于5.6mmol/L 时应加餐。如低血糖症状持续不缓解，应及时就诊。运动后应做好运动日记，以便观察疗效和不良反应。在运动中若出现胸闷、胸痛、视力模糊、足部疼痛及不适等，应立即停止运动，并及时就医。

五、中医药治疗管理

病因：本病是因糖尿病日久，耗伤气阴，阴阳气血亏虚，血行瘀滞，脉络痹阻所致，属本虚标实证。病位在脉络，内及肝、肾、脾等脏腑，以气血亏虚为本，瘀血阻络为标。

病机及演变规律：本病病机是动态演变的过程，随着糖尿病的发展按照气虚夹瘀或阴虚夹瘀、气阴两虚夹瘀、阴阳两虚夹瘀的规律而演变。阴亏是发生本病的关键；气虚是迁延不愈的症结；阳虚是发展的必然趋势；血瘀是造成本病的主要原因。本病大致分为 4 个阶段：①麻木为主期：多由于肺燥津伤，或胃热伤阴耗气，气阴两虚，血行瘀滞；或气虚血瘀，或阴虚血瘀；或气阴两虚致瘀，脉络瘀滞，肢体失荣。临床可见手足麻木时作，或如蚁行、步如踩棉、感觉减退等。②疼痛为主期：气虚血瘀、阴虚血瘀，迁延不愈；或由气损阳，或阴损及阳，阳虚失煦，阴寒凝滞，血瘀为甚；或复因气不布津，阳不化气，痰浊内生，痰瘀互结，痹阻脉络，不通则痛。临床上常呈刺痛、钻凿痛或痛剧如截肢，夜间加重，甚则彻夜不眠等。③肌肉萎缩为主期：多由于上述两期迁延所致。由于久病气血亏虚，阴阳俱损；或因麻木而肢体活动长期受限，血行缓慢，脉络瘀滞，肢体、肌肉、筋脉失于充养，则肌肉日渐萎缩、肢体软弱无力。常伴有不同程度的麻木、疼痛等表现。④与糖尿病足（DF）并存期：由于本病常与糖尿病微血管病变、大血管病变互为因果，故后期往往与 DF 同时存在。一旦病至此期，则病情更为复杂，治疗当与 DF 的治疗互参互用，择优而治。

病位、病性：本病病位主要在肢体络脉，以气虚、阴虚或气阴两虚为本；或由此导致肢体络脉失荣而表现为以虚为主的证候；或由此导致的脏腑代谢紊乱产生的瘀血、痰浊等病理产物相互交阻，留滞于络脉，表现为本虚标实之候。但无论是以虚为主或本虚标实，血瘀均贯穿始终。

（一）中药辨证论治

本病属中医学"麻木""血痹""痛证""痿证"等范畴，中医辨证治疗分型参考《中医病证诊断疗效标准》和《糖尿病中医防治指南》《糖尿病中医防治标准（草案）》《糖尿病周围神经病变中医防治指南》《糖尿病周围神经病变中医临床诊疗指南》，并根据前期文献整理和临床流行病学调查结果制定。

本病以凉、麻、痛、痿四大主症为临床特点。其主要病机是以气虚、阴虚、阳虚失充为本，以瘀血、痰浊阻络为标，血瘀贯穿始终。临证当首辨虚实，虚当辨气虚、阴虚、阳虚之所在；实当辨瘀与痰之所别，但总以虚中夹实最为多见。治疗当在辨证施治、遣方择药前提下，酌情选加化瘀通络之品，取"以通为补""以通为助"之义。

1. 气虚血瘀

[症状] 手足麻木，如有蚁行，肢末时痛，多呈刺痛，下肢为主，入夜痛甚，少气懒言，神疲倦怠，腰腿酸软，或面色白，自汗畏风，易于感冒，舌质淡紫，或有紫斑，苔薄白，脉沉涩。

[治法] 补气活血，化瘀通痹。

[方药] 补阳还五汤（《医林改错》）加减（生黄芪、当归尾、川芎、赤芍、桃仁、红花、地龙）。

[加减] 病变以上肢为主加桑枝、桂枝尖，以下肢为主加川牛膝、木瓜。若四末冷痛，得温痛减，遇寒痛增，下肢为著，入夜更甚，可选用当归四逆汤（《伤寒论》）合黄芪桂枝五物汤（《金匮要略》）化裁。

2. 阴虚血瘀

[症状] 腿足挛急，酸胀疼痛，肢体麻木，或小腿抽搐，夜间为甚，五心烦热，失眠多梦，腰膝酸软，头晕耳鸣，口干少饮，多有便秘，舌质嫩红或暗红，苔花剥少津，脉细数或细涩。

[治法] 滋阴活血，柔肝（筋）缓急。

[方药] 芍药甘草汤（《伤寒论》）合四物汤（《太平惠民和剂局方》）加减（白芍、甘草、地黄、当归、川芎、木瓜、牛膝、炒枳壳）。

[加减] 腿足挛急、时发抽搐，加全蝎、蜈蚣；五心烦热加地骨皮、胡黄连。

3. 痰瘀阻络

[症状] 麻木不止，常有定处，足如踩棉，肢体困倦，头重如裹，昏蒙不清，体多肥胖，口黏乏味，胸闷纳呆，腹胀不适，大便黏滞，舌质紫暗，舌体胖大有齿痕，苔白厚腻，脉沉滑或沉涩。

[治法] 祛痰化瘀，宣痹通络。

[方药] 指迷茯苓丸（《证治准绳》）合黄芪桂枝五物汤（《金匮要略》）加减（茯苓、姜半夏、枳壳、黄芪、桂枝、白芍、苍术、川芎、生甘草、薏苡仁）。

[加减] 胸闷呕恶，口黏加藿香、佩兰，枳壳易枳实；肢体麻木如蚁行较重者加独活、防风、僵蚕；疼痛部位固定不移加白附子、白芥子。

4. 肝肾亏虚

[症状] 肢体痿软无力，肌肉萎缩，甚者痿废不用，腰膝酸软，骨松齿摇，头晕耳鸣，舌质淡，少苔或无苔，脉沉细无力。

[治法] 滋补肝肾，填髓充肉。

[方药] 壮骨丸（《丹溪心法》）加减 [龟甲、黄柏、知母、熟地黄、白芍、锁阳、虎骨（用狗骨或牛骨代替）、牛膝、当归]。

[加减] 肾精不足明显加牛骨髓、菟丝子；阴虚明显加枸杞子、女贞子。

5. 阳虚寒凝

[症状] 肢体麻木不仁，肢末冷痛，得温痛减，遇寒痛增，下肢为著，入夜更甚，神疲懒言，腰膝乏力，畏寒怕冷，舌质暗淡或有瘀点，苔白滑，脉沉紧。

[治法] 温经散寒，通络止痛。

[方药] 当归四逆汤（《伤寒论》）（当归、桂枝、芍药、细辛、通草、甘草、大枣）或阳和汤（《外科全生集》）（熟地黄、肉桂、白芥子、姜炭、生甘草、麻黄、鹿角胶）加减。

[加减] 以下肢，尤以足疼痛为甚者，可酌加制川乌（1.5 ～ 3g）、续断、牛膝、狗脊、木瓜；内有久寒，见水饮呕逆者，加吴茱萸、生姜、半夏等。

6. 湿热阻络

[症状] 肢体灼热疼痛，或重着乏力，麻木不仁，脘腹痞满，口腻不渴，心烦口苦，面色晦垢，大便黏滞，小便黄赤，舌红苔黄腻，脉滑数。

[治法] 清热利湿，活血通络。

[主方] 四妙散（《成方便读》）（黄柏、苍术、牛膝、薏苡仁）或当归拈痛汤（《医学启源》）加减（羌活、甘草、茵陈蒿、防风、苍术、当归身、知母、猪苓、泽泻、升麻、白术、黄芩、葛根、人参、苦参）。

[加减] 以肢体灼热为甚者，可酌加黄连、桃仁；肢体重着者，加草薢、泽泻等。

另外，血瘀者宜常食黄豆、扁豆、鸡肉、泥鳅、香菇、绞股蓝；气虚血瘀夹湿者宜食薏苡仁；肝肾亏虚者宜常食瘦猪肉、鸭肉、龟肉、荸荠；阳虚血瘀者宜常食牛肉、鳝鱼、韭菜、芫荽、蜂胶；痰瘀互结者宜常食银耳、木耳、洋葱、花椰菜、海藻、海带、紫菜、萝卜、金橘。

（二）中成药治疗

1. 复方血栓通胶囊

[功效]活血化瘀，益气养阴。

[适应证]气阴两虚，瘀血内阻为主者。

[用法]每次 3 粒，每日 3 次，4 周为 1 个疗程。

2. 疏血通注射液

[功效]活血化瘀，通经活络。

[适应证]证属瘀血阻滞者。

[用法]每次 6mL，加入 250 ～ 500mL 生理盐水中静脉滴注，每日 1 次；10 ～ 14 天为 1 个疗程。

3. 丹参川芎嗪注射液

[功效]活血祛瘀。

[适应证]证属瘀血阻滞者。

[用法]每次 5 ～ 10mL，用 250 ～ 500mL 生理盐水稀释后静脉点滴，每日 1 次，10 ～ 14 天为 1 个疗程。

（三）中医特色治疗

1. 中药足浴治疗

[组成]本法使用广州中医药大学第二附属医院协定方——糖痹外洗方，将药物煎煮后进行中药足浴，以化瘀通脉，舒筋活络，改善下肢血液循环：①基础方药：辣椒、花椒等。②辨证加减：气虚重者加黄芪等；阴虚重者加玄参等；兼阳虚寒凝证加川乌等；兼风湿证加透骨草 30g 等。

[适应证]糖尿病周围神经病变患者。

[禁忌证]①下肢皮肤有溃疡或坏疽，下肢中至重度水肿，或患有皮肤病者。②糖尿病酮症酸中毒、高血糖高渗综合征、糖尿病乳酸性酸中毒等急性并发症者。③心、肝、肾严重功能不全者。④妊娠期者。

[操作]①将上述药物加水 2500mL，先用武火，沸腾后用文火，煎至 1500mL 左右，滤去药渣，再加 3 升凉水或温水至要求水温。②温度控制：夏季为 38 ～ 41℃，冬季为 40 ～ 43℃。推荐使用具有恒温功能的浴足器。③治

疗时间：每次足浴 30 分钟，每日 1 ～ 2 次，2 ～ 8 周为 1 个疗程。

[注意事项]①足浴忌时间过长，引起水泡、皮损等。②若出现局部皮肤过敏情况，需暂停熏洗治疗，并进行对症治疗。

2. 针灸治疗

（1）体针

[适应证]糖尿病周围神经病变各证型患者。

[禁忌证]①妊娠期妇女。②合并糖尿病酮症酸中毒等急性并发症。

[选穴]

主穴：肺俞、脾俞、胃俞、肾俞、胰俞、足三里、三阴交。

配穴：①气虚重者可配气海、血海等穴。②阴虚重者可配肝俞、太溪等穴。③痰浊重者可配丰隆、膻中等穴。④阳虚寒凝者可配命门、腰阳关、关元等穴。⑤上肢麻木疼痛重者配曲池、手三里、合谷等穴。⑥下肢麻木疼痛重者配承山、承筋、委中、阳陵泉、太冲等穴。⑦手足远端麻木多要配合八邪、八风等穴。

[操作]①根据患者的病情及所选穴位，选择适合的体位。②行针时根据针刺部位，行提插捻转手法，以患者得气为度，根据患者的病情施以补法或平补平泻手法，视情况，可配合电针。③每次留针 30 分钟，每隔 10 分钟行针 1 次。

每日或隔日 1 次，10 ～ 15 次为 1 个疗程。

[注意事项]①患者在过于饥饿、疲劳、精神紧张、情绪激动的情况下，不宜立即进行针刺治疗。对于身体瘦弱、气血亏虚的患者应取卧位，针刺手法不宜过重。②临床操作如出现晕针、皮下血肿及气肿、滞针、弯针、断针等意外情况，应根据病情轻重给予对症处理。

（2）梅花针

[适应证]糖尿病周围神经病变各证型患者。

[禁忌证]①皮肤有破溃或感染，或患有皮肤病者。②糖尿病酮症酸中毒、高血糖高渗综合征、糖尿病乳酸性酸中毒等急性并发症者。③心、肝、肾严重功能不全者。④妊娠期者。⑤四肢外周血管硬化闭塞者。⑥现服抗凝药或凝血功能异常患者。

[操作] 取穴以脊柱两侧和病变肢体为主,取中度或重度刺激手法。

[注意事项] ①患者在过于饥饿、疲劳、精神紧张、情绪激动的情况下,不宜立即进行针刺治疗。对于身体瘦弱、气血亏虚的患者,针刺手法不宜过重。②临床操作如出现晕针等意外情况,应根据病情轻重给予对症处理。③操作过程中注意无菌操作。

(3)三棱针刺络放血

[适应证] 糖尿病周围神经病变各证型患者。

[禁忌证] ①皮肤有破溃或感染,或患有皮肤病者。②糖尿病酮症酸中毒、高血糖高渗综合征、糖尿病乳酸性酸中毒等急性并发症者。③心、肝、肾严重功能不全者。④妊娠期者。⑤四肢外周血管硬化闭塞者。⑥现服抗凝药或凝血功能异常患者。

[操作] 取穴以病变肢体为主。病变在上肢加刺臂内、外侧、手掌、手背及指端点刺放血。病变在下肢加刺小腿内、外侧、足背及足趾端点刺放血。

[注意事项] ①患者在过于饥饿、疲劳、精神紧张、情绪激动的情况下,不宜立即进行针刺治疗。对于身体瘦弱、气血亏虚的患者,针刺手法不宜过重。②临床操作如出现晕针等意外情况,应根据病情轻重给予对症处理。③操作过程中注意无菌操作,治疗结束后注意局部清洁,避免感染。

(4)艾灸

[适应证] 糖尿病周围神经病变证属气虚、阳虚、寒湿、痰凝、血瘀者。

[禁忌证] ①糖尿病酮症酸中毒、高血糖高渗综合征、糖尿病乳酸性酸中毒等急性并发症者。②妊娠期者。③内有实热或阴虚燥热者。

[操作] ①取背俞穴和腹部任脉强化穴如神阙、中脘、下脘、气海、关元,进行艾箱灸。②取太溪、三阴交、足三里、合谷、曲池、涌泉、承山、委中、太冲、行间进行艾灸;手法:温和灸,距皮肤 3～5cm,灸 10 分钟。隔日治疗 1 次,10～15 次为 1 个疗程;或遵医嘱。

[注意事项] 保持距离,控制温度,避免烫伤。

3. 推拿按摩治疗

[适应证] 糖尿病周围神经病变中各证型患者。

[禁忌证] ①糖尿病酮症酸中毒、高血糖高渗综合征、糖尿病乳酸性酸中

毒等急性并发症者。②妊娠期者。③局部皮肤破损者。

[操作]可循下肢三阴三阳经穴位按摩,重点按摩太冲、太溪、足三里、三阴交、委中、承山等穴位,用拇指在穴位上做轻柔缓和的环旋活动(即指揉法)5分钟,按摩完毕后按照由膝关节到踝关节的顺序,轻捋小腿腓肠肌20分钟,每日1次。

[注意事项]避免力度过大,造成软组织损伤或皮肤破溃。

4. 贴敷治疗

[适应证]糖尿病周围神经病变中各证型患者。

[禁忌证]①糖尿病酮症酸中毒、高血糖高渗综合征、糖尿病乳酸性酸中毒等急性并发症者。②妊娠期者。③局部皮肤破损者。

[操作]穴位贴敷王不留行籽,取双足三里、血海、阴陵泉、阳陵泉、照海、三阴交、上巨虚、下巨虚。每日1次,贴敷4小时,自行局部按压,间断刺激局部穴位,15天为1个疗程,共治疗3个疗程。

[注意事项]对胶布过敏者忌用。控制力度,避免造成皮肤破溃。

5. 红外线治疗

[适应证]糖尿病周围神经病变中各证型患者。

[禁忌证]①糖尿病酮症酸中毒、高血糖高渗综合征、糖尿病乳酸性酸中毒等急性并发症者。②妊娠期者。③局部皮肤破损者。

[操作]每侧肢体放置2个治疗垫,能量设置8格,每次30分钟,每日或隔日1次,10～15次为1个疗程;或遵医嘱。各证型均可选用。

[注意事项]避免操作时间过长,注意避免烫伤。

6. 间歇气压治疗

通过对多腔气囊有顺序的反复充放气,形成对肢体和组织的循环压力,能促进患者静脉血液和淋巴回流,改善肢体组织和末梢神经供血供氧,缓解和改善糖尿病患者肢体麻木、疼痛不适等临床症状。

[适应证]各型糖尿病周围神经病变患者。

[禁忌证]严重的心、肝、肾功能不全者;肢体重度感染者;深静脉血栓形成者;大面积溃疡性皮疹者;有出血倾向者;安装有心脏永久性起搏器的患者;静脉循环和淋巴循环不正常者。

[操作] 使用间歇气压治疗仪，套筒束于双上肢和下肢，每次 20 分钟，每日 2 次，10～14 天为 1 个疗程。

[注意事项] 避免操作时间过长。

7. 中药离子导入治疗

[适应证] 糖尿病周围神经病变中各证型患者。

[禁忌证] ①糖尿病酮症酸中毒、高血糖高渗综合征、糖尿病乳酸性酸中毒等急性并发症者。②妊娠期者。③局部皮肤破损者。

[操作] 使用电脑中频药物离子导入仪，在双侧足三里，或三阴交，或内关穴，将丹参注射液导入，以能够耐受为度，每次 20 分钟。

[注意事项] 避免操作时间过长，留意局部皮肤有无过敏。

8. 药膳食疗

（1）参苓怀山药二米粥

[原料] 党参、茯苓、怀山药、粟米、大米各 30g。

[制作] 同煮粥，每日早晚各服 1 次。

[功用] 健脾益气，适用于糖尿病周围神经病病变属脾气亏虚者，症见疲倦乏力、活动后气短、肢体疼痛者。

（2）黄杞炖鳖汤

[原料] 黄芪 30g，枸杞子 15g，鳖甲 1 只（约 250g）。

[制作] 将鳖甲去内脏，入锅中，放入黄芪、枸杞子，用文火炖至鳖甲烂熟，调味即成。吃肉喝汤，每日 1 次，可用 3～4 天。

[功用] 益气养阴，活血化瘀。适用于气阴两虚血瘀者，症见疲倦乏力，自汗盗汗，潮热，五心烦热，虚烦失眠，肢体疼痛，唇舌紫暗。

（3）姜附炖狗肉汤

[原料] 熟附片 5g，生姜 15g，狗肉 200g。

[制作] 将狗肉洗净，入锅中，放入熟附片、生姜，用文火炖至狗肉烂熟，调味即成。吃肉喝汤，每日 1 次，每周 2 次。

[功用] 温阳活血。适用于阳虚血瘀者，症见面色㿠白，少气懒言，畏寒肢冷，或喜热饮，肢端麻木疼痛，夜间明显，小便清长，大便溏泄，唇舌紫暗。

（4）牛髓二山排骨汤

[原料]牛骨髓500g，猪排骨100g，山茱萸、怀山药各15g。

[制作]将牛骨髓、猪排骨洗净，入锅中，加水烧沸后去浮沫，放入山茱萸、怀山药，武火煮沸后，改用文火煲2～3小时，调味即成。吃肉喝汤，每日1次，可用3～4天。

[功用]补益肝肾。适用于肝肾亏虚者，症见头晕目眩，耳鸣，遗精，腰膝酸痛，肌肉萎缩，肢体麻木。

（5）当归生姜羊肉汤

[原料]羊肉250g，当归、生姜各15g。

[制作]羊肉洗净、切块，用开水烫过，沥干水，将生姜下锅内略炒片刻，再倒入羊肉炒至血水干，铲起，与当归同放砂煲内，加开水适量，武火煮沸后，改用文火煲2～3小时，调味即成。吃肉喝汤，每日1次，每周2次。

[功用]温阳散寒。适用于肾阳亏虚者，症见乏力怕冷，头晕目眩，耳鸣，遗精，腰膝酸痛，肌肉萎缩，肢体麻木。

（四）名医名家治疗经验

1. 吕仁和

糖络宁治疗气阴虚血瘀型糖尿病周围神经病变。

组成：生黄芪30g，山茱萸20g，续断30g，狗脊20g，丹参20g，鬼羽箭10g，全蝎3g，全当归20g，生地黄12g，蜈蚣3条，怀牛膝12g。

主治：气阴虚血瘀证，症见神疲倦怠，乏力、气短、自汗，多饮多尿，五心烦热，大便秘结，腰膝酸软，手足麻木，肢末时痛，入夜痛甚，舌质淡紫，或有紫斑，苔少或无，脉沉细无力。

2. 张发荣

二陈汤合补阳还五汤治疗痰瘀阻络型糖尿病周围神经病变。

组成：法半夏15g，陈皮20g，茯苓18g，生甘草10g，黄芪30g，地龙15g，水蛭5g，丹参30g，鸡血藤30g，延胡索18g，白芷12g，白芥子10g，生乳香、生没药各10g。

主治：痰瘀阻络证，症见手足麻木，肢体重着酸痛，时而呈针刺样、烧灼样疼痛，夜间加重，肢软无力，部分可见头昏嗜睡，口咸、口苦或有异味等，舌苔腻，边有瘀斑、瘀点，脉濡缓或脉涩。

3. 王灵霞

经验方治疗糖尿病周围神经病变。

组成：黄芪30g，制附子6g，肉桂8g，怀牛膝15g，乌梢蛇10g，蜈蚣3条，地龙10g，荔枝核10g，当归12g，紫丹参30g，木瓜30g，川芎10g。

主治：脾肾不足证，症见头目眩晕，精神萎靡，面色㿠白，形寒肢冷，下肢为甚，肌肉萎缩麻痛，腰膝酸软，骨松齿摇，头晕耳鸣，舌质淡胖，苔薄白，脉沉弱迟。

4. 詹继红

经验方治疗阴虚风动型糖尿病周围神经病变。

组成：生地黄、熟地黄各12g，白芍15g，白蒺藜30g，钩藤15g，菊花10g，天麻15g，葛根15g，川芎9g，丹参30g。

主治：阴虚风动证，症见目花、目干、易疲劳、肢麻、胁隐痛、腰膝酸痛，耳鸣，筋脉掣痛、肢节麻木、震颤、拘挛、抽搐，舌质红，脉弦细数。

5. 时振声

经验方治疗糖尿病周围神经病变早期。

组成：党参、黄芪、天花粉、白芍、桑枝、鸡血藤各30g，生地黄、熟地黄各15g，山茱萸、怀山药、木瓜、川芎、五味子各10g，麦冬12g，炙甘草6g。

主治：糖尿病周围神经病变早期，症见肢体麻木，神疲乏力，少气懒言，纳呆，头晕，腰膝酸软，耳鸣，舌质淡，苔白腻，脉沉细涩。

糖尿病足的管理

扫码看视频

一、概述

（一）定义及流行病学

糖尿病足（diabetic foot，DF）是糖尿病的严重并发症，周围神经病变和外周血管病变是其发病基础，在外部诱因下，可引起足部软组织感染、溃疡形成及骨关节系统的破坏。

糖尿病在全世界范围内的发病率不断攀升，2017 年在美国医学会杂志（JAMA）上发表的中国糖尿病流行病学数据显示，我国成人糖尿病患病率已经达到 10.9%。另外有研究指出，预计到 2035 年，全球糖尿病患病人群将达 5.92 亿。相对其他人群，糖尿病患者发生足病的概率升高 15 ～ 20 倍，约 15% 的糖尿病患者可能发生足病。我国糖尿病患者中 1 年内新发溃疡的发生率为 8.1%，糖尿病足患者 1 年内新发溃疡的发生率为 31.6%。国外资料显示，在非外伤性低位截肢手术中，糖尿病患者占到 40% ～ 60%，在糖尿病患者中，85% 的截肢原因是足溃疡。

（二）诊断

糖尿病足是一组足部的综合征，至少应当具备如下要素：第一是糖尿病患者，第二是应当有足部组织营养障碍（溃疡或坏疽），第三是伴有一定程度的下肢神经或（和）血管病变，三者缺一不可。

1. 临床表现

神经病变的表现：皮肤干燥、无汗，肢端刺痛、灼痛、麻木、感觉异常、感觉减退或缺失。

下肢缺血的表现：早期表现为皮肤瘙痒、干燥，蜡样改变，弹性差，皮温降低，皮色苍白或紫红或色素沉着，趾甲生长缓慢、变形、肥厚、脆裂，或小腿和足部肌肉萎缩，肌张力差等。随着疾病进展，可出现患足发凉、怕冷、麻木、疼痛，间歇性跛行，缺血加重出现静息痛，严重者出现干性坏疽。

足部感染的表现：足部或肢体远端局部软组织出现肿胀、硬结、红斑、溃疡等，局部疼痛、发热，出现脓性分泌物等，可累及皮肤或深入肌腱和肌层，甚至破坏骨质。

2. 糖尿病下肢血管病变的诊断

诊断依据包括明确的糖尿病病史、有下肢缺血的临床表现及经过辅助检查证实的下肢血管病变。

3. 糖尿病周围神经病变的诊断

诊断依据：有明确的糖尿病病史，诊断糖尿病起及以后发现的神经病变；临床表现及体征符合糖尿病周围神经病变；以下 5 项检查中 2 项或 2 项以上的异常则可支持糖尿病周围神经病变的诊断：①温度觉异常。② 10g 尼龙丝检查，足部感觉减退或消失。③振动觉异常。④踝反射消失。⑤神经传导速度有 2 项或 2 项以上减慢。

4. 足部感染的诊断

糖尿病患者足踝以下的部位，存在以下 2 项或 2 项以上的症状则说明存在足感染：①局部肿胀或硬结。②红斑延伸 > 0.5cm（创面周围）。③局部压痛或疼痛。④局部发热。⑤存在脓性分泌物。

（三）分级

目前临床上较常见糖尿病足分级方法有 Wagner 分级、Texas 分级，其中 Wagner 分级是目前临床及科研中应用最为广泛的分级方法。Wagner 分级、Texas 分级具体内容如表 14、表 15 所示。

表 14　糖尿病足病的 Wagner 分级

分级	临床表现
0	有发生足溃疡危险因素，目前无溃疡
1	足部表浅溃疡，无感染征象，突出表现为神经性溃疡
2	较深的溃疡，常合并软组织感染，无深部脓肿或骨髓炎
3	深部溃疡，有脓肿或骨髓炎
4	局限性坏疽（趾、足跟或前足背），其特征是缺血性坏死，常合并神经病变
5	全足坏疽

表 15　糖尿病足的 Texas 分级

分级	特点	分期	特点
0	足部溃疡史	A	无感染和缺血
1	表浅溃疡	B	合并感染
2	溃疡累及肌腱	C	合并缺血
3	溃疡累及骨关节	D	感染和缺血并存

二、西医治疗管理

糖尿病足治疗困难，但预防则比较有效，故糖尿病足的治疗强调"预防重于治疗"。预防包括对糖尿病患者进行糖尿病足相关知识的宣教，对其足部进行定期检查、评估。治疗则需要多种治疗方案的综合运用，不要局限于外科治疗或内科保守治疗。糖尿病足的治疗方案包括控制血糖、控制危险因素、营养神经、改善循环、血运重建、抗感染、创面处理、支持治疗等，其中控制血糖、控制危险因素（血脂、血压、吸烟等）是糖尿病、糖尿病足贯穿始终的治疗策略。

（一）糖尿病足病的预防

1. 识别糖尿病足的危险因素

糖尿病足的危险因素包括神经病变、下肢血管病变、足部畸形、足部外伤、皮肤颜色改变等。建议糖尿病患者每年进行1次足部神经及血管检查，由专科医生评估糖尿病足的风险。其中神经检查包括双足的轻触觉、痛觉、温度觉、震动觉、位置觉，10g尼龙丝试验，双足的膝、踝反射，进一步可行肌电图的检查。血管检查包括评估双下肢足背动脉、胫后动脉的搏动，下肢血管多普勒超声检查，"踝肱指数"的测定等。另外还需要对患者双足的外形进行检查评估，如有无变形、干燥、皲裂、胼胝、甲沟炎、灰指甲、皮肤颜色变暗等。

2. 糖尿病患者足部的日常保护

（1）日常检查：糖尿病患者需要每天检查双足，检查的要点如下：①看：双足有无破损、红肿、异常发白、水泡、破溃、甲沟炎等。②闻：有无特殊臭味。③摸：感受双脚的温度。④修：定期修剪趾甲，修剪时记得要直剪，千万别弯剪，以免误伤甲床，容易引起感染。

（2）足部的清洁及足浴注意事项：养成每天洗脚的习惯，洗脚时的水温以低于42℃为宜。建议使用白色干布轻拍擦干双足，尤其注意擦干足趾间，清洁双足后可使用润肤产品护肤，预防皮肤干裂。有些糖尿病患者有足浴的习惯，关于糖尿病患者足浴有利有弊，利在于足浴可以改善足部的血液循环，中药足浴还兼有治疗作用；弊在于有些糖尿病患者，特别是糖尿病多年的患者，在合并神经、血管病变时，对温度的感知变得不敏感，烫伤的风险大大增加。所以，糖尿病患者足浴需谨慎，建议患者使用温度计测量水温，或者使用有温度显示的足浴盆，足浴的时间不宜太长，以10～15分钟为宜。

（3）选择合适的鞋袜：对于糖尿病患者来说，挑选一双合适的鞋子十分重要。由于糖尿病患者随着病程的进展，多少会出现不同程度的周围神经的损害，从而出现感觉减退。因此，糖尿病患者足部的感觉往往并不敏感，如果鞋子不合适，也很难准确地察觉出来。糖尿病患者选鞋有诀窍，要注意以下几个要点：大小由双足的"客观大小"来定，选择具有良好透气性的鞋子，鞋底宜厚、软，鞋面材质宜柔软，鞋头忌窄、尖，鞋帮以低帮鞋为宜；袜子则宜选用浅色系、柔软的棉质袜子，这样有助于足部伤口的发现，也容易吸汗。

（4）足部病变的处理：①足癣：足癣俗称脚气，由皮肤真菌感染所引起，是造成脚部皮肤损伤的主要因素之一，故糖尿病患者合并脚气应积极治疗。②皮肤皲裂：皮肤皲裂多由皮肤干燥引起，平时可用润肤产品保持足部皮肤的滋润，预防皲裂的发生。如果皮肤发生皲裂，要积极处理，如保护足部的干净清洁，外用尿素软膏、皲裂膏等保持局部的湿润，促进愈合，同时要积极预防感染。③水泡：水泡产生后不宜自行撕破或切开，建议在消毒后采用无菌注射器抽干其中的液体，然后给予无菌纱布覆盖，稍加压包扎，待水泡自行干枯、结痂、脱落。如水泡巨大，或泡内液体浑浊，建议及时就医。④磨伤：如出现足部磨伤，则需要保持伤口的清洁，避免感染，如发现伤口愈合不良或出现感染的征象（如发红、肿胀、疼痛、渗液等）时需要及时就医。⑤甲沟炎：预防甲沟炎需要平时注意避免足部的损伤，及时剪除倒刺，穿合适的鞋子，正确修理趾甲等。甲沟感染之后，建议由医务人员指导治疗。⑥鸡眼与胼胝：多发生于足部骨突起部位的皮肤与鞋接触之处，由局部刺激使皮肤角化层增厚所致，足部有畸形者更易发生。如已发生鸡眼或胼胝，建议找专业人员诊治。

（二）控制血糖

积极的血糖控制可以减少糖尿病并发症发生的风险，减少糖尿病足患者足溃疡发生和感染的风险，继而降低截肢的风险，改善预后。建议糖尿病或糖尿病足患者血糖控制目标为 HbA1c ＜ 7%。但对于老年患者，或合并症、并发症多的患者，可适当放宽标准，制定个体化目标。降糖方案需要内分泌科医生制定，患者需要加强对治疗方案的依从性，坚持监测血糖，做到早控制、早达标。

（三）控制危险因素

1.戒烟

吸烟是外周血管病变的重要危险因素，吸烟量和心血管病、肿瘤或慢性呼吸道疾病的发病和死亡风险呈显著正关联。队列研究证据显示，戒烟者发病和死亡风险显著低于持续吸烟者。国内有研究指出，戒烟可使脑卒中和其他心血管事件的发生风险迅速降低，故无论何时戒烟都会获益。越早戒烟，获益越多。因此，糖尿病足患者均建议戒烟，对于不吸烟者则应避免被动吸烟。

2. 控制血压

高血压是外周血管病变的独立危险因素之一，控制血压可降低外周血管病变的患病风险。根据国内外指南推荐，糖尿病足患者血压控制目标是在130/80mmHg 以下。建议合并高血压的患者坚持限盐、减重、戒烟等生活方式的干预，同时坚持合理、个体化的降压治疗。

3. 控制血脂

胆固醇、低密度脂蛋白、甘油三酯的升高均为外周血管病变的独立危险因素。对于存在血脂异常的糖尿病患者，均需要对血脂的异常进行治疗。而治疗性生活方式改变是血脂异常治疗的基础措施，内容包括饮食结构的调整、控制体重、体育锻炼、戒烟和限制饮酒。另外是药物治疗，他汀类药物是目前调脂治疗的一线方案，在降脂的同时兼具稳定血管斑块、降低血管栓塞发生率。对于降脂的目标，目前指南推荐将低密度脂蛋白胆固醇（LDL-C）作为调脂治疗的首要干预靶点，以 LDL-C ≤ 2.6mmol/L 作为糖尿病患者的降脂目标，而降血脂的理想目标为 LDL-C < 1.8mmol/L。

（四）营养神经

常用的营养神经药物有甲钴胺、神经生长因子、神经营养因子、肌醇、神经节苷脂和亚麻酸等。此外，针对神经病变的发病机制进行治疗，如抗氧化应激、改善代谢紊乱的药物可以应用，常用药物为硫辛酸、依帕司他等。

（五）改善循环

改善循环的治疗包括扩张血管、抗血小板治疗等。目前临床所用的血管扩张药物包括前列地尔注射液、贝前列素、西洛他唑、盐酸沙格雷酯、己酮可可碱、胰激肽原酶、钙通道阻断剂、活血化瘀类中药等。抗血小板治疗主要有阿司匹林、氯吡格雷。

（六）血运重建

经过上述药物治疗，在一定程度上对轻至中度下肢动脉缺血的患者可起到延缓病变发展的作用，是治疗糖尿病足的基础。但是严重的下肢缺血患者多数并不能达到改善症状、保肢的目的。因此，对于缺血严重的患者内科常规治疗效果有限甚至无效，需要外科或介入治疗的干预，常用方法有以下几种。

1. 下肢动脉腔内介入治疗

下肢动脉腔内介入治疗具体方法包括经皮穿刺动脉内成形（主要指单纯球囊扩张术）和在球囊扩张的基础上支架成形术、直接的动脉腔内支架成形术。作为一种微创手段，尤其是当患者年老体弱或伴有其他疾病无法耐受动脉旁路移植手术者，可以作为首选。

2. 下肢动脉旁路移植

治疗糖尿病性下肢缺血主要有两种传统方法，目前最常用的有股动脉—膝上或膝下—腘动脉旁路移植、下肢远端小动脉旁路移植。

3. 干细胞移植

干细胞移植是最近十多年发展起来的新技术，国外的研究报道干细胞移植在治疗下肢血管病变上有一定疗效，但目前暂不能将其作为治疗糖尿病下肢血管病变的常规手段。目前干细胞移植一般采用骨髓血、外周血，主要采用自体干细胞进行治疗。

（七）创面处理

糖尿病足溃疡的处理需要重视全身因素的治疗，如控制血糖、血压、血脂，改善微循环，抗感染，还必须重视对创面本身的规范处理，只有全身与局部的综合治疗才能促使慢性难愈性创面愈合。

1. 抗感染

糖尿病足创面感染的治疗在细菌培养和药敏未出报告前需要根据患者的临床表现、生化指标、影像学检查等综合评估感染情况后经验性用药，在获得细菌培养和药敏结果后选择敏感抗生素。Wagner1、2级，轻度感染、营养状态尚良好、入院前尚未应用抗生素的患者，其感染以金黄色葡萄球菌、停乳链球菌等多见，青霉素类可作为首选；对于糖尿病足Wagner3～5级及中、重度感染者，其感染以变形杆菌、大肠埃希菌、铜绿假单胞菌等革兰阴性杆菌感染比较常见，可以选择氨基糖苷类、三代头孢及碳青霉烯（如亚胺培南）等。对于严重感染但药敏报告未出的患者，可联合两种抗生素以覆盖革兰阳性菌和阴性菌，在药敏报告出来后再调整抗生素。

2. 清创

（1）清创时机：感染性创面清创，推荐初始锐器清创处理，对于存在脓肿、气性坏疽或坏死性筋膜炎的足部感染应紧急予以相应的外科处置，这是防止感染扩散的重要手段。糖尿病合并下肢血管病变形成的缺血性溃疡建议采用柔性清创技术，或在充分改善下肢血供且缺血组织度过再灌注损伤期后再实施手术清创。对于湿性坏疽的清创，伴有脓肿形成的，可切开引流以达到创面减压的目的，或对可见的坏死组织进行有限适度地清创；但不宜在未开通下肢血管或血管重建之前做扩大的组织清创或截趾。

（2）清创方法

机械方法：①外科或锐性清创：该方法是用手术刀片清理角化边缘和溃疡基底，直到出血为止，是最快、最有效的将坏死组织及碎片从创面床清除的方法。其优点是清创比较彻底，然而这种方法对医师的外科技术和解剖学知识要求高，并且会使创面扩大，患者常感到疼痛难忍。②湿－干（wet-to-dry）法：先用湿纱布覆盖创面床，待纱布变干，失活的组织黏附在纱布上随黏附物质被带走。这种方法对组织的活性没有选择性，可能会带走新鲜肉芽组织，对没有足部神经病变的患者造成极大的痛苦。③生物清创：将绿头蝇的无菌蛆直接放在感染的创面上，利用蛆虫消化坏死组织和病原体的特性进行清创。然而在我国目前没有上市的医用生物蛆虫，并且患者对蛆虫存在抵触情绪。

非机械方法：①酶促清创：胶原酶软膏是美国食品药品监督管理局正式批准的酶学清创药物，可直接应用在伤口区域，降解胶原组织。其优点是换药方便、患者痛苦小。②多聚糖滴剂和葡聚糖高聚体多聚糖胶：亲水性强，能快速吸收坏死组织的渗出液，优点是能直接使用、技术要求低。③水凝胶：这种敷料为创面提供潮湿的环境，促进自体酶发挥酶溶清创作用，是机体自然清创过程的补充。

3. 创面修复

（1）湿性敷料的应用：湿性敷料治疗糖尿病足溃疡的原理是能够为伤口提供较为潮湿的环境，坏死组织可被渗出液水合而释放组织细胞自身的纤维蛋白溶酶及其他蛋白溶解酶，水解坏死组织，有利于吸收而达到清创效果。另外，湿性敷料营造的相对密闭、潮湿的环境能明显促进创面成纤维细胞增生，刺激巨噬细胞释放生长因子，加速新生血管形成，使创面愈合时间缩短。

湿性敷料主要包括水胶体、水凝胶、海藻酸盐和泡沫型敷料等：①水胶体敷料：主要是可以创建一个潮湿的环境。通常应用于形成颗粒和上皮形成的伤口，故也可用于坏疽伤口，利于促进伤口清创。但也有人指出这类材料可能增加伤口处感染的风险。②水凝胶敷料：这类敷料主要是用于维护高度潮湿的伤口环境，能够更有效地干燥伤口，很少有渗出液。这类伤口敷料的一大优点是可以较好地应用和去除，对伤口床干扰较少，但不适合分泌物过多的创面。③海藻酸盐敷料：海藻酸盐能够减少感染，减轻疼痛，吸收渗出液，促进伤口愈合，具有良好的生物相容性和低毒性，运用广泛。④泡沫型敷料：泡沫型伤口敷料主要用于中等或高引流伤口，能有效地吸收伤口渗出液，保护创面。

（2）封闭式负压伤口治疗：封闭式负压伤口治疗使创面与外界隔绝，可以达到防止污染和交叉感染的效果，持续负压使创面渗出物立即被吸走，从而有效保持创面清洁并抑制细菌生长，最终达到促进创面肉芽生长、改善微循环和促进创面愈合的目标。

（3）自体血小板凝胶治疗：自体血小板凝胶局部应用能促进损伤组织修复再生。近年来，自体血小板凝胶技术是辅助治疗糖尿病足的研究热点，目前对于其治疗糖尿病足溃疡的作用机制尚未完全明确。

（4）同种异体脱细胞真皮/自体皮瓣移植：是大片组织缺损患者修复机体形态及功能的新选择，可用于覆盖伤口创面、修复体表组织缺损。

（5）截肢/截趾：对糖尿病足实行的截肢/截趾手术，是一种破坏性致残的方法，是由于难愈性创面严重影响患者的生存质量或肢/趾已丧失功能无保存价值或危及生命的情况下选择的治疗方案。糖尿病足截肢平面的选择，与患肢皮肤颜色、皮肤温度、营养状况、动脉闭塞情况、神经病变情况、感染严重程度，以及年龄、性别、职业、生活习惯等因素密切相关，争取在达到残端一期愈合的情况下保留患肢的功能。

三、饮食管理

对于糖尿病患者来说，饮食治疗是糖尿病及糖尿病并发症治疗的基础措施，是治疗糖尿病的"五驾马车"之一，既要有利于血糖的平稳控制，也要保持足够的能量来源。糖尿病足患者的饮食管理在糖尿病一般饮食原则的基础上需要突出以下几点。

1. 饮食结构要合理

糖尿病足患者体内蛋白质消耗增大，再加上感染、手术等因素，蛋白质的需求相对较多，为加速伤口的愈合，患者饮食中需要有充足的蛋白质。因此，建议糖尿病足患者进食富含精蛋白和胶原蛋白的食物，宜选用高生物效价的蛋白质，如鸡蛋、牛奶、红肉类、鱼类等。脂肪占总热量的20%左右，对于血脂异常的患者，需要更严格限制脂肪的摄入。另外也要确保维生素、微量元素及膳食纤维等的摄入。因此，糖尿病足患者的合理饮食应包括低糖、高蛋白、丰富维生素、适量脂肪等，同时还要做到定餐、定量、定时。

2. 食物品种多样化，但要有选择性

多选用绿色、深色蔬菜，注意粗细搭配，以粗粮、杂粮为主，如小麦、荞麦；提倡高纤维饮食，如海藻类、芹菜等。忌辛辣、湿热之品，糖尿病足患者，应避免进食如辣椒、生姜、酒类、菠萝、荔枝等辛辣助热之品。

四、运动管理

"管住嘴，迈开腿"是糖尿病患者护理保健的不二法则。运动不但可以加强肌肉组织对糖的利用，降低血糖，改善胰岛素抵抗，减轻体重，改善脂代谢，而且还能促进新陈代谢、改善血液循环、增加血管弹性，减少并发症的发生。但一旦患上了足部并发症，应选择合适的运动方式，在控制好运动量的同时，避免伤口受压、牵拉，兼顾足部的适应能力。

1. 运动注意事项

（1）糖尿病足病患者运动前必须做好准备活动和保护措施，如护具、拐杖等，以免发生跌倒、骨折等伤害。

（2）穿舒适、透气、吸汗、合脚的鞋袜，禁止运动时赤脚。

（3）糖尿病足合并有神经及下肢血管的病变，故会存在下肢运动神经支配能力减弱的问题，建议糖尿病足患者从事轻体力的运动，以步行为主，步速为正常的散步速度，并且每走10分钟最好休息2～3分钟；对于有严重血管病

变的患者，一旦出现不适应立即停止运动。

（4）对于糖尿病足溃疡的患者，足部减压是治疗的关键，常规运动常被列为禁忌，但建议可量力而行地做一些非负重的运动，如抬腿、屈伸，在不增加足部压力的同时达到运动的目的。最常见的就是"蹬自行车"动作，可通过规律性的压迫对肌肉产生作用，改善足部的供血。

（5）由于末梢神经障碍产生的知觉迟钝及深部感觉的低下，运动过度可产生下肢活动障碍和足部的损伤，溃疡、坏疽等的风险就会增加。所以，糖尿病足病患者运动中应防止发生皮肤破损，运动后仔细检查足部是否有损伤，若发现有红肿、青紫、血疱、水疱、皮肤破损等，应及时请专业人员协助处理。

2.对糖尿病足有帮助的动作

（1）干洗腿：用双手先紧抱一侧的大腿根，稍用力从大腿自上而下按摩一直到脚踝，后再从脚踝往回按摩至大腿根部。用同样方法按摩另一条腿，以促进血脉流畅。

（2）甩腿：一手扶墙或者扶树，先向前甩动小腿，脚尖向上向前抬起，然后向后甩动，脚面绷直，腿也伸直，两腿轮换甩动，每次甩80～100下，以提高肌肉力量，促进血液循环。

（3）揉腿肚：以两手掌紧夹小腿肚旋转揉动，每侧20～30次，两腿交换，以疏通血脉，增加腿部肌肉的力量。

（4）扭膝：双脚平行靠拢，屈膝微向下蹲，双手放在膝盖上，顺时针揉动数十次，然后再换另一方向揉动，可治疗下肢无力、膝关节痛，以及疏通下肢血脉。

（5）扳脚趾：端坐，两腿伸直、低头，身体向前弯，以两手扳脚趾20～30次，可锻炼腰腿部，拉伸腿部肌肉。

（6）搓脚：将两手掌搓热，然后用两手掌搓脚心各100次，可防止足部酸痛、乏力、麻木，促进脚部血液循环。

（7）蹬腿：入睡前平躺在床上，双手紧抱脑后，由缓到急进行"蹬自行车"的动作，每次50～100下，可做3～5次，有助于改善下肢力量及血液循环。

3. 糖尿病足预防保健操

针对老年患者，合并慢性并发症者，日常生活不受限但不能进行剧烈跑跳运动者，可选用轻柔的有氧运动，如太极拳、八段锦、中医养身操等。广州中医药大学第二附属医院内分泌科创编了"糖尿病足预防保健操"。这套保健操根据中医学对糖尿病的认识，对相关筋络和穴位、肌肉皮肤采用揉、拿、叩、拍打、滚、捶、捏、推等手法刺激感觉神经和运动神经，同时配以患者主动参与的抗阻力量练习，从而达到调理脏腑、疏通经络、改善循环、促进下肢的血运的功效（具体视频可扫描目录处二维码观看）。

五、中医药治疗管理

（一）中药辨证论治

1. 湿热毒蕴，筋腐肉烂

[症状] 足局部漫肿、灼热，皮色潮红或紫红，触之患足皮温高或有皮下积液、有波动感，切开可溢出大量污秽臭味脓液，周边呈实性漫肿，病变迅速，严重时可累及全足，甚至小腿，舌质红绛，苔黄腻，脉滑数，跌阳脉可触及或减弱。

[治法] 清热利湿，解毒化瘀。

[方药] 四妙勇安汤（《验方新编》）合茵栀莲汤（奚九一验方）加减（金银花、玄参、当归、茵陈蒿、栀子、半边莲、连翘、桔梗）。

[加减] 热甚加蒲公英、虎杖；肢痛加白芍、木瓜。

2. 热毒伤阴，瘀阻脉络

[症状] 足局部红、肿、热、痛，或伴溃烂，神疲乏力，烦躁易怒，口渴喜冷饮，舌质暗红或红绛，苔薄黄或灰黑，脉弦数或洪数，跌阳脉可触及或减弱。

[治法] 清热解毒，养阴活血。

[方药] 顾步汤（《外科真诠》）加减（黄芪、石斛、当归、牛膝、紫花地丁、太子参、金银花、蒲公英、菊花）。

[加减] 口干、便秘加玄参、生地黄。

3. 气血两虚，络脉瘀阻

[症状] 足创面腐肉已清，肉芽生长缓慢，久不收口，周围组织红肿已消或见疮口脓汁清稀较多，经久不愈，下肢麻木、疼痛，状如针刺，夜间尤甚，痛有定处，足部皮肤感觉迟钝或消失，皮色暗红或见紫斑，舌质淡红或紫暗或有瘀斑，苔薄白，脉细涩，跌阳脉弱或消失。

[治法] 补气养血，化瘀通络。

[方药] 生脉散（《内外伤辨惑论》）合血府逐瘀汤（《医林改错》）加减（党参、麦冬、当归、川牛膝、桃仁、红花、川芎、赤芍、枳壳、地龙、熟地黄）。

[加减] 足部皮肤暗红、发凉，加制附片、川续断；疼痛剧烈，加乳香、没药。

4. 肝肾阴虚，瘀阻脉络

[症状] 病变见足局部、骨和筋脉，溃口色暗，肉色暗红，久不收口，腰膝酸软，双目干涩，耳鸣耳聋，手足心热或五心烦热，肌肤甲错，口唇舌暗，或紫暗有瘀斑，舌瘦苔腻，脉沉弦。

[治法] 滋养肝肾，活血通络。

[方药] 六味地黄丸（《小儿药证直诀》）加减（熟地黄、山茱萸、山药、牡丹皮、茯苓、三七、鹿角霜、地龙、穿山甲、枳壳）。

[加减] 口干、胁肋隐痛不适，加白芍、沙参；腰膝酸软，加女贞子、墨旱莲。

5. 脾肾阳虚，痰瘀阻络

[症状] 足发凉，皮温低，皮肤苍白或紫暗，冷痛，沉而无力，间歇性跛行或剧痛，夜间更甚，严重者趾端干黑，逐渐扩大，腰酸，畏寒肢凉，肌瘦乏力，舌淡，苔白腻，脉沉迟无力或细涩，跌阳脉弱或消失。

[治法] 温补脾肾，化痰通脉。

[方药] 金匮肾气丸（《金匮要略》）加减 [制附子、桂枝、地黄、山茱萸、山药 黄精、枸杞子、三七粉（冲）、水蛭粉（冲）、海藻]。

[加减] 肢端不温，冷痛明显，重用制附子，加干姜、木瓜；气虚明显，加用黄芪。

（二）中成药治疗

1. 灯盏花素片

[功效] 活血化瘀，通络止痛。

[适应证] 糖尿病足伴有血瘀证患者。

[用法] 口服，每次 40mg，每日 3 次。

2. 毛冬青甲素片

[适应证] 用于治疗缺血性脑血管病、冠心病、心绞痛、心肌梗死、周围血管病等。用于周围血管病，能缓解疼痛，对患肢消肿、溃疡愈合效果亦较明显。

[用法] 每次 40mg，每日 3 次。静脉注射或肌内注射，每日 1 次，每次 10 ～ 20mg。

3. 脉络宁注射液

[功效] 清热养阴，活血化瘀。

[适应证] 血栓闭塞性脉管炎、动脉硬化性闭塞症、脑血栓形成及后遗症、静脉血栓形成等。适用于糖尿病足热毒伤阴，瘀阻脉络证患者。

[用法] 每次 10 ～ 20mL（1 ～ 2 支），加入 5% 葡萄糖注射液或氯化钠注射液 250 ～ 500mL 中静脉滴注，每日 1 次，10 ～ 14 天为 1 个疗程，重症患者可连续使用 2 ～ 3 个疗程。

4. 活血通脉胶囊

[功效] 破血逐瘀，活血散瘀，通脉止痛。

[适应证] 糖尿病足伴有瘀血阻络证者。

[用法] 每次 2 ～ 4 粒，每日 3 次。

5. 活血止痛胶囊

[功效] 活血散瘀，消肿止痛。

[适应证] 糖尿病足伴有肢体瘀血肿痛者。

[用法] 每次 6 粒，每日 2 次，用温黄酒或温开水送服。

6. 通塞脉片

[功效] 活血通络，益气养阴。

[适应证] 用于脱疽的热毒证。

[用法]每次2～4粒，每日3次。

（三）中医特色治疗

1.中药外敷治疗

（1）如意金黄散

[功效主治]消肿止痛。用于疮疡初起，红肿热痛。

[用法]外用。红肿、烦热、疼痛，用清水调敷；漫肿无头，用醋或葱酒调敷，亦可用植物油或蜂蜜调敷，每日数次。

（2）九一丹

[功效主治]解毒祛腐，提脓生肌。主治疮疡溃后，脓腐将净，欲生肌收口者。

[用法]外用。共研极细，撒于患处，或用纸捻蘸药插入疮内，上用膏药盖贴。

（3）红油膏

[功用主治]祛腐生肌，润肤止痒。用于溃疡面分泌物少，异味轻，肉芽渐红者。

[用法]薄薄地在创面涂上一层。

（4）生肌玉红膏

[功效主治]活血祛腐，解毒生肌。治痈疽、发背等溃烂流脓，以及疗疮、疗根脱出需长肉收口者。

[用法]疮面洗清后外涂本膏，每日1次。

2.针灸治疗

[取穴]关元、阳陵泉、阴陵泉、悬钟、太溪、气海、足三里、丰隆、三阴交等。

[操作]针刺得气后留针20～30分钟，每日1次，2周为1个疗程。

3.穴位注射治疗

[取穴]足三里、三阴交或解溪。

[操作]使用丹红注射液或维生素B_{12}行穴位注射，双侧，隔日1次，2周为1个疗程。

4. 中药足浴治疗

中药熏洗治疗由来已久，在辨证的基础上，采用中药足浴治疗糖尿病足取得了肯定的临床疗效，可改善糖尿病足患者下肢麻木、疼痛等症状，改善足部微循环等。

[组成] ①桃仁30g、红花30g、地肤子30g、白鲜皮30g、苦参40g、吴茱萸20g、细辛10g等。②苏木、黄芪、丝瓜络各30g，当归、鸡血藤、川乌头各15g，桃仁、红花、川牛膝、地龙各10g。有热毒者加紫花地丁、蒲公英各30g，经脉微寒者加独活15g、附子10g，疼痛明显者加乳香、没药各10g。

[操作] 选取其中一方，水煎取汁1000mL，加温水至2500mL，水温控制在37℃以下，治疗时间15分钟左右。

（四）名医名家治疗经验

1. 邓铁涛

邓铁涛教授认为，糖尿病足是在心、脾、肾功能虚衰基础上，因不同的外来伤害作用（如烫火伤、冻伤、异物损伤等）致气滞、血瘀、痰阻、热毒等积聚而形成，外来伤害在本病的发病中占主导地位。外来伤害因素的多样性、复杂性，决定了本病临床发病的特殊性和复杂性。治疗上需要四诊合参，审证求因，辨清寒热真假。治疗上不宜一味活血，宜兼顾补虚。活血化瘀药的选择须根据药物之寒热温凉、归经的不同而选方用药，如常用的活血化瘀药当归、川芎、鸡血藤、红花、三七、五灵脂、三棱、莪术等性温，而毛冬青、丹参、赤芍、益母草、紫草、牡丹皮、桃仁、水蛭等则性凉。瘀重致痛剧者，可选用祛瘀作用较强的虫类药，如蜈蚣、全蝎、土鳖虫、水蛭、穿山甲、地龙、蜂房、僵蚕、蛴螬等。另外，他还创拂痛外洗方：海桐皮15g，细辛5g，荆芥6g，艾叶15g，吴茱萸15g，川红花6g，独活10g，川续断10g，当归尾6g，羌活10g，防风10g，生川乌12g，生葱4条（全株，洗净切碎），米酒、米醋各30g，水煎。用煎好的药水（约45℃）外洗，每日2次，可活络通血生新。

2. 程益春

程益春教授主张主要采用活血化瘀法，灵活化裁，针对不同病因辨证施治，可总结为5种类型。

（1）病机为瘀血阻络，不通则痛。治宜活血化瘀，通络止痛。方选血府逐瘀汤加减。

（2）病机为阴液亏虚，邪热旺盛，脉络失养，瘀血内生。治宜活血化瘀，滋阴清热。方选四物汤合知柏地黄汤及四妙勇安汤加减。

（3）病机为气血亏虚，气虚无以推动血液运行，瘀阻脉络。治宜活血化瘀，益气养血。方选黄芪桂枝五物汤合八珍汤加减。

（4）病机为阴损及阳，阳虚阴寒内生，瘀血阻络，四末失于温煦。治宜活血化瘀，温阳散寒。方选补阳还五汤合阳和汤加减。

（5）病机为湿热内蕴，热毒壅盛，气血瘀滞，与热毒相搏化为脓血。治宜活血化瘀，清热利湿，解毒消肿。方选大黄䗪虫丸合五味消毒饮合三妙散加减。

3. 奚九一

奚氏认为，糖尿病足的病机为气虚津血无力运达肢末，并因阴虚津少，足端气血津液不足，筋脉、肌肤濡养不足，此为本虚。气虚则水津输布、运化失司，水湿内生，湿趋于下，足当受之，久蕴化热；或外感湿邪，蕴而化热，此为其标。湿热毒邪与气血相搏化为脓血而发病。根据多年的临床经验，奚氏提出了"糖尿病足肌腱变性坏死症——筋疽"这一新病症，与缺血性足坏疽之"脱疽"相区别。

治疗上，奚氏将糖尿病足分为二型三期，二型为单纯型和混合型。分期则根据病变不同的发展阶段分为急性发作期、好转缓解期、恢复期。治疗上奚氏采取急则治其标，以祛邪、清解为先；缓则治其本，以益气养阴除余邪为法，且内治法与外治法相结合。急性发作期内服清解湿毒之三黄消炎冲剂（黄连、黄芩、制大黄等），七花消炎冲剂（七叶一枝花、金银花等），胡黄连解毒冲剂（胡黄连、苦参、茵陈蒿等），局部及早清创，清除腐烂组织，并选用抗真菌、抗厌氧菌的中西药清洗及外敷。好转缓解期、恢复期予以益气养阴，除消养筋，内服清脉健步冲剂（黄芪、何首乌、菝葜等）、益气通脉片。

4. 吕仁和

吕氏采用分期分型辨证为主的综合疗法治疗糖尿病足，总结为三期七型。

早期：气阴两虚，脉络不和型，选方增液汤加减；阴虚血瘀型，选方当归四逆汤加减。

中期：气血亏虚，湿毒内蕴型，选方当归补血汤加减；热毒炽盛，胃肠结热型，方选四妙勇安汤加减；肝胆湿热型，选方龙胆泻肝汤加减。

晚期：肝肾阴虚，痰阻血瘀型，选方六味地黄丸加减；脾肾阳虚，经脉不通型，选方右归丸。

5. 唐汉钧

唐氏认为，糖尿病足的病机主要归结于热和瘀。治疗上，唐氏主张必须结合局部及全身证候，分期论治。

急性进展期：治疗以清热利湿、和营消肿、控制感染及血糖为主。内服药常选用苍术、黄柏、萆薢、赤芍、牡丹皮、金银花、皂角刺、生地黄、蒲公英、白花蛇舌草、黄芪、川连、忍冬藤、丹参、红花等。局部外敷金黄膏或青黛膏，若溃烂可用红油膏、九一丹、八二丹以提脓祛腐。

急性缓解期：证属湿毒瘀滞，治当祛瘀托毒，行气消滞。内服药常选用生黄芪、太子参、丹参、白花蛇舌草、鹿衔草、白术、桃仁、红花、地龙、川芎、丝瓜络、忍冬藤。外治采用中医传统"蚕食"方法或挂线结扎法截除坏趾。

恢复期：证属气阴两虚，治以益气养阴、和营活血为原则。唐氏常选用生黄芪、太子参、丹参、鹿衔草、党参、鸡血藤、白术、黄精、茯苓、山茱萸、红花、地龙、当归、川芎等。外治采用红油膏、白玉膏、复黄生肌愈创油。

2 型糖尿病相关疾病的管理

糖尿病合并血脂异常的管理

扫码看视频

一、概述

（一）定义

血脂是指血清中胆固醇（TC）、甘油三酯（TG）和类脂（如磷脂）等的总称，与临床密切相关的血脂主要是 TC 和 TG。

在人体内，TC 主要以游离胆固醇及胆固醇酯形式存在；TG 是甘油分子中 3 个羟基被脂肪酸酯化形成。血脂不溶于水，必须与载脂蛋白（Apo）结合形成脂蛋白才能溶于血液，被运输至组织进行代谢。脂蛋白分为乳糜微粒（CM）、极低密度脂蛋白（VLDL）、中间密度脂蛋白（IDL）、低密度脂蛋白（LDL）和高密度脂蛋白（HDL），此外还有脂蛋白（a）[Lp（a）]。由于脂肪代谢或运转异常使血浆中一种或几种脂质高于正常称为高脂血症，可表现为高胆固醇血症、高甘油三酯血症或两者兼有（混合型高脂血症）。脂质不溶或微溶于水，必须与蛋白质结合以脂蛋白形式存在，才能在血液循环中运转，高脂血症常为高脂蛋白血症的反映。此外，血浆中高密度脂蛋白降低也是一种血脂代谢紊乱，与高脂血症统称为血脂异常。各类脂蛋白物理特性、主要成分、来源和功能如表 16。

表 16　脂蛋白的分类

分类	水合密度（g/mL）	颗粒直径（nm）	主要成分	主要载脂蛋白	来源	功能
CM	< 0.950	80 ～ 500	TG	B48、A1、A2	小肠合成	将食物中的 TG 和胆固醇从小肠转运至其他组织
VLOL	0.950 ～ 1.006	30 ～ 80	TG	B100、E、Cs	肝脏合成	转运内源性 TG 至外周组织，经脂酶水解后释放游离脂肪酸
IDL	1.006 ～ 1.019	27 ～ 30	TG、胆固醇	B100、E	VLDL	属 LDL 前体，部分经肝脏代谢
LDL	1.019 ～ 1.063	20 ～ 27	胆固醇	B100		胆固醇的主要载体，经 LDL 受体介导而被外周组织摄取和利用，与 ASCVD 直接相关
HDL	1.063 ～ 1.210	8 ～ 10	磷脂，胆固醇	A1、A2、Cs	主要是肝脏和小肠合成	促进胆固醇从外周组织移去，转运胆固醇至肝脏或其他组织再分布，HDL-C 与 ASCVD 负相关
P（a）	1.055 ～ 1.085	26	胆固醇	B100、Lp（a）	在肝脏载脂蛋白（a）通过二硫键与 LDL 形成的复合物	可能与 ASCVD 相关

注：CM：乳糜颗粒；VLDL：极低密度脂蛋白；IDL：中间密度脂蛋白；LDL：低密度脂蛋白；HDL：高密度脂蛋白；Lp（a）：脂蛋白（a）；TG：甘油三酯；ASCVD：动脉粥样硬化性心血管疾病；HDL-C：高密度脂蛋白胆固醇。

（二）流行病学

近 30 年来，中国人群的血脂水平逐步升高，血脂异常患病率明显增加。中国成人血脂异常总体患病率高达 40.4%。人群血清胆固醇水平的升高将导致 2010 ～ 2030 年期间我国心血管病事件约增加 920 万。2012 年全国调查结果显示，高胆固醇血症的患病率为 4.9%；高甘油三酯血症的患病率为 13.1%；低 HDL-C 血症的患病率为 33.9%。2 型糖尿病患者血脂异常的发生率明显高于非糖尿病患者，是 2 型糖尿病患者心血管并发症发生率增加的重要危险因素。英国前瞻性糖尿病研究（UKPDS）的结果显示，血脂异常是糖尿病患者发生致死性和非致死性心肌梗死的首要危险因素。我国 20 家中心城市三甲医院内分泌专科门诊 2 型糖尿病血脂异常现状的调查情况显示，78.51% 的 2 型糖尿病患者伴有血脂异常，患者知晓率仅 55.5%，而血脂异常的总体治疗率仅 44.8%，已治疗者总体达标率仅 11.6%，显示我国 2 型糖尿病血脂异常管理状况仍很不理想，应引起足够重视。

（三）血脂检测项目

临床上血脂检测的基本项目为 TC、TG、LDL-C 和 HDL-C。其他血脂项目如载脂蛋白 A1（ApoA1）、载脂蛋白 B（ApoB）和脂蛋白（a）[Lp（a）]的临床应用价值也日益受到关注。

1. 总胆固醇（TC）

TC 是指血液中各种脂蛋白所含胆固醇之总和。影响 TC 水平的主要因素：①年龄和性别：TC 水平常随年龄而上升，但 70 岁后不再上升甚或有所下降，中青年女性低于男性，女性绝经后 TC 水平较同年龄男性高。②饮食习惯：长期高胆固醇、高饱和脂肪酸摄入可使 TC 升高。③遗传因素：与脂蛋白代谢相关酶激活受体基因发生突变，是引起 TC 显著升高的主要原因。

TC 对动脉粥样硬化性疾病的危险评估和预测价值不及 LDL-C 精准。利用公式计算非 HDL-C 和 VLDL-C 时，必须检测 TC。

2. 甘油三酯（TG）

TG 水平受遗传和环境因素的双重影响，与种族、年龄、性别及生活习惯（如饮食、运动等）有关。与 TC 不同，TG 水平个体内及个体间变异大，同一个体 TG 水平受饮食和不同时间等因素的影响，故同一个体在多次测定时，TG 值可能有较大异常。人群中血清 TG 水平呈明显正偏态分布。

TG 轻至中度升高常反映 VLDL 及其残粒（颗粒更小的 VDVL）增多，这些残粒脂蛋白由于颗粒变小，可能具有直接致动脉粥样硬化作用。但多数研究提示，TG 升高很可能是通过影响 LDL 或 HDL 的结构而具有致动脉粥样硬化作用。调查资料表明，血清 TG 水平轻至中度升高者患冠心病危险性增加。当 TG 重度升高时，常可伴发急性胰腺炎。

3. 低密度脂蛋白胆固醇（LDL-C）

胆固醇占 LDL 比重的 50% 左右，故 LDL-C 浓度基本能反映血液 LDL 总量。影响 TC 的因素均可同样影响 LDL-C 水平。LDL-C 增高是动脉粥样硬化发生、发展的主要危险因素。LDL 通过血管内皮进入血管壁内，在内皮下层滞留的 LDL 被修饰成氧化型 LDL（Ox-LDL），巨噬细胞吞噬 Ox-LDL 后形成泡沫细胞，后者不断增多、融合，构成动脉粥样硬化斑块的脂质核心。动脉粥样硬化病理虽表现为慢性炎症性反应特征，但 LDL 很可能是这种慢性炎症始动和维持的基本要素。一般情况下，LDL-C 与 TC 相平行，但 TC 水平也受 HDL-C 水平影响，故最好采用 LDL-C 作为动脉粥样硬化性心血管疾病（ASCVD）危险性的评估指标。

4. 高密度脂蛋白胆固醇（HDL-C）

HDL 能将外周组织如血管壁内胆固醇转运至肝脏进行分解代谢，即胆固醇逆转运，可减少胆固醇在血管壁的沉积，起到抗动脉粥样硬化作用。因为 HDL 中胆固醇含量比较稳定，故目前多通过检测其所含胆固醇的量，间接了解血中 HDL 水平。HDL-C 高低也明显受遗传因素的影响。严重营养不良者，伴随血清 TC 明显降低，HDL-C 也低下。肥胖者 HDL-C 也多偏低，吸烟可使 HDL-C 下降，糖尿病、肝炎和肝硬化等疾病状态可伴有低 HDL-C。高 TG 血症患者往往伴有低 HDL-C。而运动和少量饮酒会升高 HDL-C。大量的流行病学资料表明，血清 HDL-C 水平与动脉粥样硬化性心血管疾病（ASCVD）发病危险呈负相关。

5. 载脂蛋白 A1（ApoA1）

正常人群血清 ApoA1 水平多在 1.2 ～ 1.6g/L 范围内，女性略高于男性。HDL 颗粒的蛋白质成分即载脂蛋白约占 50%，蛋白质中 ApoA1 占 65%～ 75%，而其他脂蛋白中 ApoA1 极少，故血清 ApoA1 可以反映 HDL 水平，与 HDL-C 水平呈明显正相关，其临床意义也大体相似。

6. 载脂蛋白 B（ApoB）

正常人群中血清 ApoB 多在 0.8 ～ 1.1g/L 范围内。正常情况下，每一个 LDL、IDL、VLDL 和 Lp（a）颗粒中均含有 1 分子 ApoB，因 LDL 颗粒占绝大多数，大约 90% 的 ApoB 分布在 LDL 中。ApoB 有 ApoB48 和 ApoB100 两种，前者主要存在于 CM 中，后者主要存在于 LDL 中。除特殊说明以外，临床常规测定的 ApoB 通常指的是 ApoB100。血清 ApoB 主要反映 LDL 水平，与血清 LDL-C 水平呈明显正相关，两者的临床意义相似。在少数情况下，可出现高 ApoB 血症而 LDL-C 浓度正常的情况，提示血液中存在较多小而密的 LDL（sLDL）。当高 TG 血症时（VLDL 高），sLDL（B 型 LDL）增高。与大而轻 LDL（A 型 LDL）相比，sLDL 颗粒中 ApoB 含量较多而胆固醇较少，故可出现 LDL-C 虽然不高，但血清 ApoB 增高的所谓"高 ApoB 血症"，反映 B 型 LDL 增多。所以，ApoB 与 LDL-C 同时测定有利于临床判断。

7. 脂蛋白（a）[Lp（a）]

血清 Lp（a）浓度主要与遗传有关，基本不受性别、年龄、体重和大多数降胆固醇药物的影响。正常人群中 Lp（a）水平呈明显偏态分布，虽然个别人可高达 1000mg/L 以上，但 80% 的正常人在 200mg/L 以下。通常以 300mg/L 为切点，高于此水平者患冠心病的危险性明显增高，提示 Lp（a）可能具有致动脉粥样硬化作用，但尚缺乏临床研究证据。此外，Lp（a）增高还可见于各种急性时相反应、肾病综合征、糖尿病肾病、妊娠和服用生长激素等。在排除各种应激性升高的情况下，Lp（a）被认为是 ASCVD 的独立危险因素。

各血脂项目测定数值的表达单位按国家标准为 mmol/L，国际上有些国家用 mg/dL，其转换系数如下：① TC、HDL-C、LDL-C：1mg/dL=0.0259mmol/L。② TG：1mg/dL=0.0113mmol/L。

8. ApoE 基因型检测

载脂蛋白 E（ApoE）是 VLDL、CM 及 VLDL 残骸和部分 HDL（含载脂蛋白 E）受体的配基，在脂蛋白代谢中发挥重要作用，以脂蛋白的配体参入肝脏的脂类代谢。ApoE 的合成是由位于一个基因位点上三个等位基因所控制，即（ε2、ε3、ε4），每一个等位基因对应于一个主要异构体产生三中纯合子和三种杂合子，即普通人群中存在六种基因型。ApoE 基因型检测根据 ApoE 蛋白 112 位和 158 位氨基酸对应的核苷酸多态，判定 ApoE 的基因型别，可用于老年痴呆，即阿尔茨海默病（AD）发病的风险预测、高脂血症的药物选择等。

（四）糖尿病血脂异常与糖尿病并发症的关系

1. 血脂异常与糖尿病心血管并发症

冠状动脉粥样硬化是冠心病最常见的原因。2 型糖尿病使患者患冠心病的风险提高 2 ~ 4 倍。血脂代谢异常与冠心病关系备受关注的是血浆 TC、LDL-C 水平升高，高 TG 血症，HDL-C 水平降低。研究表明，TC、TG、中间密度脂蛋白胆固醇（IDL）、VLDL 与 10 年患冠心病风险呈明显正相关。

2. 血脂异常与糖尿病脑血管病

动脉粥样硬化与脑血管病变化关系密切。临床研究显示，小而密 LDL-C 与颈动脉内膜厚度成正相关。调查发现，血清 TC 每升高 1mmol/L，脑梗死病例就会增加 6%。流行病学研究结果显示，血浆 TC 水平增加是缺血性脑卒中 / 短暂性脑缺血发作的重要危险因素之一，其中 LDL-C 的升高与缺血性脑卒中发生密切相关，降低 LDL-C 是减少缺血性脑卒中风险的有效手段。

3. 血脂异常与糖尿病下肢血管病变

糖尿病大血管病变是造成肢端坏疽的重要原因之一。肢端坏疽是糖尿病致残、致死的重要原因之一，严重威胁着糖尿病患者的生活质量。血脂异常，糖尿病患者下肢血管病变发生的风险性增加 2 ~ 3 倍。周围血管病变最常见的特点为高浓度 TG、低密度 HDL。一些研究表明，TG 水平可预测周围血管病风险。另有研究提示，下肢血管病变与小而密 LDL 呈负相关。

4. 血脂异常与糖尿病肾病

糖尿病肾病相关血脂异常包括高 TG，高 VLDL、IDL、LDL 和低浓度 HDL。在显性糖尿病肾病中，低蛋白血症可明显提高 LDL-C 水平，肾衰可提高残粒脂蛋白水平，降低 HDL-C 和 LDL-C 水平。

研究表明，2 型糖尿病患者中，HDL-C 是影响微血管病如肾病发展的独立危险因素，低水平 HDL-C 患者患糖尿病肾病风险增高。另有研究提示，ApoC Ⅲ /ApoE 升高可能与肾病有关。

5. 血脂异常与糖尿病性视网膜病变

糖尿病性视网膜病变（DR）是糖尿病主要并发症之一，也是糖尿病致盲的主要原因之一。流行病学调查显示，大约 75% 血糖控制不良的糖尿病患者，在发病 15 年内可发生 DR。DR 按病情轻重，分为增殖性糖尿病性视网膜病变和非增殖性糖尿病性视网膜病变。视网膜硬性渗出可来自视网膜毛细血管中的脂蛋白。研究显示，高血清 LDL-C、高血清非 LDL-C、高胆固醇比值与无临床意义黄斑水肿有关，而血糖控制不佳、微量蛋白尿、高血清 TC 与有临床意义黄斑水肿相关。有研究显示，血脂异常与高眼内压和β区视盘旁萎缩有关。

6. 血脂异常与糖尿病周围神经病变

糖尿病周围神经病变是导致患者出现慢性疼痛、麻木、影响生活质量的常见并发症。远端对称性多发神经病变是最常见的神经病变并发症，50% 糖尿病患者会发展为感觉运动性多发性神经病（DSP），可引起足溃疡和截肢，影响生活质量。

游离脂肪酸（FFA）是引起炎症和氧化损伤的主要调节物质，血浆高 TG 或 HDL-C 降低也与糖尿病周围神经病变有关。研究表明，FFA 对培养的神经元和施万细胞产生脂毒性，引起神经损伤。糖尿病患者中，血浆脂蛋白容易被氧化，周围感觉神经元也可以识别氧化 LDL，从而释放 TG 和脂肪酸，导致神经损伤。另外有研究发现，糖尿病的氧化环境中，羟化胆固醇聚集可加重神经退行性变。研究显示，高胆固醇血症可提高患阿尔茨海默病的风险。

7. 血脂异常与糖尿病心肌病

糖尿病脂代谢紊乱可对心肌产生影响。心脏 FFA 摄取增加，超过其代谢速率，引起心肌 FFA 堆积，脂质代谢产物还可引起心肌细胞凋亡增加，导致心肌功能异常。早期以舒张性心力衰竭为主，后期出现收缩性心力衰竭。

8. 血脂异常与糖尿病非酒精性脂肪肝

非酒精性脂肪肝（NAFLD）主要病理生理学变化是胰岛素抵抗。脂肪细胞胰岛素抵抗是 NAFLD 的主要原因，脂解作用增强，导致循环中 FFA 升高，随后 FFA 到达肝脏和骨骼肌被吸收，导致胰岛素敏感性降低。当肝脏生产和运输 FFA 平衡超出肝脏氧化或向外运输的能力时，肝脂肪变性产生。血脂代谢异常与 NAFLD 发病率密切相关。随着血浆 TG 浓度升高，脂肪肝发生率也升高。这种以 TG 升高为突出表现的血脂代谢异常，与脂肪肝时肝内沉积的主要为 TG 的病理特征相符。同时存在 HDL-C 降低时，会使 NAFLD 发病率双倍增加。

二、西医治疗管理

及早识别 2 型糖尿病血脂异常并给予早期干预，可防治动脉粥样硬化，减少心脑血管事件，降低死亡率，其治疗意义与血糖控制相当。

1. 2 型糖尿病患者血脂异常的特点

2 型糖尿病患者的血脂谱以混合型血脂紊乱多见，包括 TG 水平升高，HDL-C 水平降低，TC 水平和 LDL-C 正常或轻度升高，但 LDL-C 发生质变，小而致密的 LDL-C 水平升高，ApoB100 和 ApoB48 水平升高，ApoC Ⅲ 水平升高，ApoC Ⅱ/ApoC Ⅲ 及 ApoC Ⅲ/ApoE 的比值升高。

2. 2 型糖尿病患者血脂检测时机及监测频率

2 型糖尿病患者在被确诊时就应检测血脂；如果患者血脂正常且无其他心血管风险，每年至少检测 1 次血脂；如果患者血脂谱正常但有多重心血管风险因素，应每 3 个月监测血脂。对于生活方式干预的患者，6 ~ 8 周后监测血脂；若给予调脂药物治疗，应在 4 周后监测血脂，若仍未达标，在调整治疗方案 4 周后复查；对于血脂控制良好的患者，每半年监测 1 次。

3. 2 型糖尿病患者心血管危险度的评估

高危人群：①无冠心病（CVD）但年龄 > 40 岁并有 1 个以上 CVD 危险因素者（高血压、吸烟、肥胖、微量白蛋白尿、早发缺血性心血管病家族史、女性绝经期后，以及年龄男性 > 45 岁、女性 > 55 岁等）。②无 CVD，年龄 < 40 岁，但 LDL-C ≥ 100mg/dL 或合并多个危险因素。

极高危人群：糖尿病合并心脑血管疾病、糖尿病合并颈动脉斑块/狭窄、糖尿病合并周围动脉病变患者，无论其基线 LDL-C 水平如何（图 1）。

符合下列任意条件者，可直接列为高危或极高危人群
极高危：ASCVD 患者
高危
（1）LDL–C ≥ 4.9mmoL/L 或 TC ≥ 7.2mmol/L
（2）糖尿病患者 1.8mmoL/L ≤ LDL–C < 4.9mmoL/L（或）3.1mmoL/L ≤ TC < 7.2mmoL/L，
且年龄≥ 40 岁

不符合者，评估 10 年 ASCVD 发病危险

危险因素 个数＊		血清胆固醇水平分层（mmol/L）		
		3.1 ≤ TC < 4.1（或） 1.8 ≤ LDL–C < 2.6	4.1 ≤ TC < 5.2（或） 2.6 ≤ LDL–C < 3.4	5.2 ≤ TC < 7.2（或） 3.4 ≤ LDL–C < 4.9
无高血压	0 ~ 1 个	低危（< 5%）	低危（< 5%）	低危（< 5%）
	2 个	低危（< 5%）	低危（< 5%）	中危（5% ~ 9%）
	3 个	低危（< 5%）	中危（5% ~ 9%）	中危（5% ~ 9%）
有高血压	0 个	低危（< 5%）	低危（< 5%）	低危（< 5%）
	1 个	低危（< 5%）	中危（5% ~ 9%）	中危（5% ~ 9%）
	2 个	中危（5% ~ 9%）	高危（≥ 10%）	高危（≥ 10%）
	3 个	高危（≥ 10%）	高危（≥ 10%）	高危（≥ 10%）

ASCVD 10 年发病危险为中危且年龄小于 55 岁者，评估余生危险

具有以下任意 2 项及以上危险因素者，定义为高危：
①收缩压≥ 160mmHg 或舒张压≥ 100mmHg。②BMI ≥ 28kg/m²。③非 –HDL–C ≥ 5.2mmoL/
L（200mg/dL）。④吸烟。⑤HDL–C < 10mmol/L（40mg/dL）

注：＊：包括吸烟、低 HDL–C 及男性≥ 45 岁或女性≥ 55 岁。慢性肾病患者的危险评估及
治疗请参见特殊人群血脂异常的治疗。ASCVD：动脉粥样硬化性心血管疾病；TC：总胆固醇；
LDL–C：低密度脂蛋白胆固醇；HDL–C：高密度脂蛋白胆固醇；非 –HDL–C：非高密度脂蛋白胆
固醇；BMI：体重指数。1 mmHg=0. 133kPa。

图 1　血脂异常危险分层示意图

4.2 型糖尿病患者调脂治疗的策略和目标

2 型糖尿病患者的血脂干预均应以治疗性生活方式改变为基础，并应该贯
穿 2 型糖尿病治疗全过程。2 型糖尿病患者调脂治疗的首要目标是降低 LDL–C。
高危患者首选他汀类调脂药，LDL–C 目标＜ 2.6mmol/L；极高危患者：不论基
线 LDL–C 水平如何，首选他汀类，LDL–C 目标＜ 1.8mmol/L。

其他治疗目标：①高 TC 血症：治疗目标 TG < 1.7mmol/L（150mg/dL），
强调首先严格控制血糖。TG 在 1.7 ~ 2.25mmol/L，应首先开始治疗性生活方

式干预；如 TG 在 2.26 ～ 5.65mmol/L，应在治疗性生活方式干预同时开始使用贝特类；如 TG > 5.65mmol/L，应首先考虑使用贝特类。②低 HDL-C 血症：如伴高 LDL-C，首要目标仍是降低 LDL-C；HDL-C 的治疗目标：男性 > 1.04mmol/L（40mg/dL），女性 > 1.4mmol/L（50mg/dL）。可通过治疗性生活方式干预，选用贝特类药物。③混合性高脂血症（高 LDL-C+ 高 TG）：强调首先严格控制血糖。首要目标仍是降低 LDL-C，可先选他汀类；如 LDL 已达标，TG 仍 ≥ 2.23mmol/L，改为贝特类或与他汀类合用；如 TG > 5.65mmol/L 时，先选用贝特类。

5. 2 型糖尿病患者调脂治疗中应注意的若干问题

（1）规范用药。

（2）强化治疗：不宜为片面追求疗效而过度增大药物剂量。

（3）联合用药：①他汀和贝特类联用：混合性高脂血症经单用他汀或贝特类未达标者，可考虑两药联合治疗。除非特别严重的混合性血脂异常，一般应单药治疗。②他汀和依折麦布联用：适用单用他汀类调脂药治疗后 LDL-C 仍未达标者。

（4）长期维持治疗：糖尿病血脂异常患者的调脂治疗在血脂达标后，仍需长期维持治疗。

6. 2 型糖尿病患者调脂治疗时药物不良事件的监测

（1）使用调脂药过程，尤其联用药者应密切监测安全性。

（2）大多数患者对他汀类的耐受性良好。在治疗前和开始治疗后半个月应该监测肝功能，如果转氨酶检测超过 3 倍正常上限建议暂停给药。胆汁淤积和活动性肝病患者禁用。

（3）用药过程如有肌病症状立即检测肌酸激酶（CK）。如出现肌肉症状，且 CK>5 倍正常上限即停用他汀类药物；如 CK 3 ～ 5 倍于正常上限，每周监测症状和 CK 水平。

（4）贝特类最常见的不良反应为胃肠道不适。另外，贝特类可使胆结石的发生率升高。

（5）由于烟酸导致糖代谢异常或糖耐量恶化，一般不推荐在糖尿病患者中使用。

三、饮食管理

1.营养治疗的原则

适当控制脂类食物。饱和脂肪酸是人体内胆固醇合成的重要来源之一，而动物脂肪内饱和脂肪酸的含量较高。应严格限制高胆固醇食物，如动物的脑、内脏、脊髓、蛋黄、鱼子、蟹黄、猪肉的摄入量。植物固醇存在于稻谷、小麦、玉米、菜籽等植物中，植物固醇在植物油中呈现游离状态，如大豆中豆固醇有明显降血脂的作用，可多吃豆制品。一般来讲，正常人的胆固醇每日摄入量应控制在200mg以下，并多吃一些洋葱、香菇、海藻类食品。烹调的时候应采用植物油，如豆油、玉米油、葵花籽油、茶油、芝麻油等，每日烹调用油 10～15mL。

多吃富含维生素、无机盐和膳食纤维的食物。保证每人每日摄入的新鲜水果及蔬菜达 400g 以上，可选用调脂食物，如酸牛奶、大蒜、绿茶、山楂、绿豆、洋葱、香菇、金针菇、平菇、木耳、银耳、猴头菇、花生、淡菜、萝卜、玉米、海带、豆腐、牛奶、黄豆等食物，均有降低血脂的作用。

2.平衡血脂的膳食举例

（1）百合炒芹菜

[原料]芹菜 500g，鲜百合 200g，盐、味精、黄酒、植物油、葱花、生姜末各适量。

[制作]将芹菜摘去根和老叶，洗净，放入开水锅中烫透捞出，沥净水；大棵根部（连同部分茎）竖刀切成 2～3 瓣，再横刀切成约 3cm 长的段。百合去杂质后洗净，剥成片状。炒锅上火，放油烧热，下葱花、生姜末炝锅，随即倒入百合瓣、芹菜段继续煸炒透，烹入黄酒，加入盐、清水少许，翻炒几下，出锅装盘即可。

（2）拌鸡丝凉粉

[原料]熟鸡脯肉 100g，凉粉 2 张，黄瓜 100g，麻油 10g，酱油、米醋、味精各适量。

[制作]将凉粉切成宽 1cm 的条，熟鸡脯肉顺丝切成丝，黄瓜洗净切成丝。酱油、米醋、麻油放在一起调成三合油，加入味精。将凉粉放入盘内，鸡丝、黄瓜丝对镶在凉粉上，浇上三合油即成。

（3）拌三色素菜

[原料]芹菜150g，绿豆芽50g，胡萝卜30g，麻油、醋、盐、酱油、蒜泥各适量。

[制作]将芹菜洗净后破开切段，胡萝卜洗净后切丝，与洗净的绿豆芽一起入沸水锅中焯一下，装入盘中，加醋、盐、酱油、蒜泥、麻油，拌匀即成。

3. 调脂的茶饮举例

适量饮茶。饮茶对防治高脂血症、预防心脑血管病有很好的保健作用。绿茶降低胆固醇最有效，其次为茉莉香片、乌龙茶、铁观音和普洱茶。喝茶降脂不可"牛饮"，要以清淡为佳，适量为宜。即泡即饮，饭后少饮，睡前不饮，有并发症者慎饮。

（1）草菇红茶

[原料]草菇25g，红茶5g。

[制作]将草菇洗净晒干后粉碎，与红茶混匀。每次饮用前将草菇红茶粉放入茶杯中，加沸水冲泡，加盖闷10分钟后饮用。

[功用]益气养胃，降脂减肥。

（2）丁香茉莉茶

[原料]丁香、茉莉花、绿茶各等份。

[制作]以上3味共研细末，过筛，制成袋泡茶，临用时用沸水浸泡即成。

[功用]理气化浊，降低血脂。

（3）荷叶二皮饮

[原料]干荷叶50g，乌龙茶5g，丝瓜皮6g，西瓜皮5g。

[制作]用纱布将干荷叶、丝瓜皮、西瓜皮、乌龙茶包好，放清水中浸泡清洗后备用。砂锅中放5杯水，放入纱布包，上火煮熬至水沸，取汁即成。

[功用]清热利水，减肥降脂。适用于各种单纯性肥胖，对兼有浮肿、高脂血症者尤为适宜。

（4）槐花山楂茶

[原料]槐花、山楂各10g。

[制作]将槐花、山楂洗净后加适量水，煮煎去渣取汁。代茶频饮。

[功用]降压降脂。

（5）槐菊茶

[原料]菊花、槐花、绿茶各3g。

[制作]将上3味放入茶杯中，用沸水冲泡即成。代茶饮之，每日数次。

[功用]降脂，平肝潜阳。适用于肝阳上亢型高脂血症。

四、运动管理

运动对血脂异常防治具有良好作用。在各种运动中，耐力性运动是预防和治疗血脂异常的一种有效方法。走、慢跑、走跑交替、骑自行车、上下楼梯、爬山、游泳、划船、滑冰、滑雪、滑旱冰等需要持续一定时间的健身性运动，都属于耐力性运动。

1. 步行运动

步行运动包括散步、慢步行走、快步行走等，慢步行走和快步行走合称医疗步行。

（1）散步：适用于中度以上的高脂血症患者及并发肥胖症、高血压病、冠心病、糖尿病、溃疡病者。锻炼要点：①每次散步宜持续30分钟左右。②散步速度以每分钟60～100步为宜。③散步时，呼吸要平稳，心情需要放松。

（2）医疗步行：适用于轻度或中度高脂血症患者，对高脂血症伴轻、中度肥胖病者亦可照此运动。锻炼要点：①动作要领为挺胸、抬头、直膝、大步走或快步走，双手在体侧自然地大幅度摆动。②行走的距离可以从400m开始，逐渐增加到800m，再增加到1000m往返。③行走的速度一般为每分钟80～100m。④完成增加路程后可选择一段坡路（坡度以5°～15°为宜）进一步增加运动强度。⑤每次锻炼中途可休息3～5分钟。⑥步行运动在每日内任何时间、任何地点都可以进行。

注意事项：①行走的距离、速度及选择坡路应视自己的体力和病情而定，不可加速过快。②病情较重者初始步行距离和速度可更低些，如可从200m往返开始，速度可慢于每分钟80m。③建议清晨或晚餐后1小时，且在远离马路的地方进行更为有益。④步行持续时间要制定计划，逐步增加，循序渐进，且贵在坚持。⑤对高脂血症伴严重心肺功能不全及重度高血压病患者，不宜在室外进行医疗步行。⑥如运动中出现极度疲劳或原有症状加重，应暂停锻炼。

2. 跑步运动

跑步运动是一种有氧运动，有短跑、长跑及竞技跑、快速跑、慢跑等，对于高脂血症（与肥胖症等）患者来说，在没有其他并发症的情况下，以中距离慢跑尤为适宜。

锻炼要点：①以慢跑为宜，持续时间应在 20 分钟以上，如果按每分钟跑 150m，消耗 33.44kJ 热量计算，20 分钟可消耗 668.8kJ。②慢跑前做 3 ~ 5 分钟准备活动，如肢体伸展及徒手操等。③慢跑速度掌握在每分钟 100 ~ 150m 为宜，每次慢跑后做整理运动，逐渐放慢速度直到走步，再做一些徒手操。

3. 跳绳运动

跳绳运动是一种快速跳跃性运动，其运动强度比较大，对高脂血症患者（伴有肥胖症者）具有较好的降血脂和减肥作用。

跳绳与舞蹈、武术、体操相结合，即持绳可以左右甩打，也可以为绳操、绳舞、绳技，尤其适合青少年、年轻糖尿病合并高脂血症患者。

锻炼要点：①先掌握一般的跳绳法，即双手握绳的两端，向前甩绳，双脚同时跳起，让绳从脚下经过，可双脚跳，也可左右脚轮换单跳，每次连跳 20 下。②每次连跳后可休息 1 分钟，再继续下一次连跳。③制定适合自己的运动计划，并循序渐进。④每时间段运动可控制在 30 ~ 60 分钟之间，使心率保持在每分钟 100 ~ 200 次。

注意事项：①选取跳绳的长度，以脚踩绳的中间，其绳两端与肩平齐为宜。②伴有严重心肺功能不全者，不宜选择跳绳运动。

4. 游泳

游泳是所有运动项目中对身体各部位的锻炼最为全面的运动。游泳时人在水中承受的压力比在陆地上大 800 多倍，长时间的慢速游，消耗的能量主要来自脂肪，从而增加了游泳减肥的直接效果。人在水中时，水的压力、阻力、浮力也是对人体一种极好的按摩，故游泳对人体具有良好的保健作用。高脂血症患者在进行饮食调节的同时，坚持游泳 4 ~ 6 个月，可降低血脂水平。

5. 跳舞

跳舞是一种主动的全身运动，因种类各异，其运动量也有很大的差别。节奏快、运作幅度大的跳法有较好的降脂减肥效果，如迪斯科、广场舞等。舞蹈时腰部及髋部摆动幅度比较大，臀部与大腿肌肉受到较强的活动锻炼，既有利于肌肉发达，又有利于降脂减肥，对于中老年高脂血症伴腹、臀、大腿部位肥胖者，尤可起到降脂减肥的作用。

五、中医药治疗管理

（一）中成药治疗

1.血脂康胶囊

[功效] 除湿祛痰，活血化瘀，健脾消食。

[适应证] 脾虚痰瘀阻滞所致的气短、乏力、头晕、头痛、胸闷、腹胀、食少纳呆者。

[用法] 口服，每次2粒，每日2次，早晚饭后服用；轻、中度患者，每日2粒，晚饭后服用，或遵医嘱。

2.丹田降脂丸

[功效] 活血化瘀，健脾补肾。能降低血清脂质，改善微循环。

[适应证] 脾肾亏虚血瘀的高脂血症者。

[用法] 口服，每次1～2g，每日2次。

3.疏肝降脂片

[功效] 疏肝养肝，清热利湿。

[适应证] 2型糖尿病合并肥胖、脂肪肝、血脂异常者。

[用法] 每次3片，每日3次。

4.血脂灵片

[功效] 化浊降脂，润肠通便。

[适应证] 痰浊阻滞型高脂血症，症见头昏胸闷、大便干燥。

[用法] 口服，每次4～5片，每日3次。

5.脂降宁片

[功效] 行气散瘀，活血通经，益精血，降血脂。

[适应证] 高脂血症，症见胸痹心痛、眩晕耳鸣、肢体麻木，或合并冠心病、动脉粥样硬化等。

[用法] 口服，每次3～4片，每日3次。

6. 绞股蓝总苷

[功效] 养心健脾，益气和血，除痰化瘀，降血脂。

[适应证] 高脂血症，症见心悸气短、胸闷肢麻、眩晕头痛、健忘耳鸣、自汗乏力，或脘腹胀满等心脾气虚，痰阻血瘀者。

（二）中医特色治疗

1. 推拿按摩治疗

（1）全身操作：①揉睛明 20 ～ 30 次，摩眼眶 10 圈，按印堂 30 次，揉太阳 20 ～ 30 次，分推前额 10 ～ 20 次，推迎香（沿鼻两侧上推）10 ～ 20 次，揉耳捏耳 30 ～ 40 次，推听宫（中指在耳前、食指在耳后反复上推）20 ～ 30 次，指击头部（两手十指微屈叩击头部）40 ～ 50 次，揉百会 30 ～ 50 次，上推面颊 20 ～ 30 次。②弹风池 20 次，揉擦大椎及肺俞各 20 次，按揉脾俞及肾俞各 30 ～ 40 次，捶擦腰骶（先握拳捶再反复下擦）20 ～ 30 次。③揉膻中 20 ～ 30 次，摩中脘（两手重叠先逆时针再顺时针)50 ～ 60 次，下推气海 50 次，揉胸部（两手配合呼吸先擦胸，再斜擦小腹）各 20 ～ 30 次。④捻抹手指，每指 3 遍；擦上肢，内外侧各 5 ～ 7 遍。下肢点风市，指尖叩击 10 ～ 30 次；拿按血海、阴陵泉、阳陵泉，按揉足三里、三阴交各 20 ～ 30 次；拳击下肢、搓下肢各 7 ～ 10 次。此方法自人体面部起，依循重点穴位，从上至下，自前往后进行按摩，有升阳降阴、振奋经络之气、打通全身经脉的作用。

（2）腹部操作：取平卧位，右手在下左手在上绕肚脐顺时针揉，稍用点力，揉 60 次；然后左手在下右手在上逆时针揉 60 次。范围是顺时针由中间向外至整个腹部，逆时针时再由外向中间揉。

（3）循经摩擦：用手掌沿足少阴肾经大小腿内侧至足心部位，来回做 5 次螺旋状摩擦。再由小腹向胸部沿肾经支脉循行部位摩擦。支脉循行线由会阴上经腹（正中线旁开 1.5cm）、走胸（正中线旁开 2cm），至俞府穴。

（4）肢体拍打：将左手甩到背后用手背拍打右肩 10 次，再用右手背拍打左肩 10 次，用左手从右臂内侧拍打至颈部 10 次，再用右手拍打左臂内侧至颈部 10 次。可消除肩臂部脂肪。

2. 穴位指压治疗

穴位指压疗法是指用手指按压人体腧穴部位，以刺激经络、脏腑，达到防治相关疾病的一种传统简便外治方法。本法多按中医辨证取穴。

（1）脾虚湿盛

[症状]面色淡黄，体型丰满，四肢倦怠，头身沉重，眼睑虚浮，或下肢浮肿，腹胀食少，大便溏不成形，舌质淡，苔白腻或白滑，脉滑。

[主穴]太渊、肺俞、脾俞、丰隆。

[配穴]胃俞、足三里、阴陵泉、列缺。

（2）湿热内蕴

[症状]面色无华，烦渴口干，渴而不欲饮，或饮下不适，脘腹痞闷，腹大浮肿，身体困重，便溏而有恶臭，舌红苔黄腻，脉濡数或滑数。

[主穴]中脘、内庭、天枢、公孙、阴陵泉。

[配穴]合谷、曲池、大肠俞、内关、足三里、丰隆、脾俞。

（3）肝火炽盛

[症状]面红目赤，口苦烦躁，胸胁胀满，小便黄赤，大便干燥，舌红苔黄，脉弦数。

[主穴]行间、阳陵泉、风池、百会。

[配穴]太冲、三阴交、太阳、内庭。

（4）阴虚阳亢

[症状]头晕目眩，耳鸣，失眠多梦，肢体麻木，口渴，舌质红，苔黄，脉弦。

[主穴]太冲、太阳、风池、太溪、肝俞、肾俞。

[配穴]百会、行间、复溜、丰隆、阳陵泉。

（5）气血瘀滞

[症状]胸闷气短，或见心前区疼痛，胸闷不舒，舌质紫暗有瘀点或瘀斑，脉弦。

[主穴]合谷、曲池、外关、肩髃、地仓、颊车、环跳、阳陵泉、足三里、解溪。

[配穴]手三里、风市、昆仑、委中、太溪、下关、阳白、四白。

（6）肝肾阴虚

[症状]年老体迈，眩晕耳鸣，消瘦口干，腰膝酸软，肢体麻木，舌红少苔或无苔，脉细弱。

[主穴]太冲、太溪、肝俞、肾俞、三阴交、百会。

[配穴]内关、行间、心俞、足三里。

5. 针灸治疗

（1）单穴针刺治疗：单穴针刺治疗高脂血症，常用的穴位有内关、足三里、丰隆、三阴交、阳陵泉。

方法一：取单侧内关穴，快速进针，施提插加小捻转手法，留针20分钟，隔日1次。

方法二：取足三里，得气后行平补平泻手法，留针15分钟，10次为1个疗程。

方法三：取丰隆穴，迅速直刺入皮下1～1.5寸，得气后施以徐而重之手法，使针感至二、三脚趾部，针感随时间延长而呈持续性加强，直至出针为止。留针30分钟，每日1次。

（2）联合取穴针刺治疗

1）方法一

[取穴]肩髃、曲池、合谷、伏兔、足三里、风池、阳陵泉、环跳、太冲穴。

[操作]每次选5～6穴，针刺得气后采用补虚泻实手法，留针30分钟，其间行针1次。

2）方法二

[取穴]主穴：曲池、风池、内关、三阴交、足三里、太冲。配穴：百会、肩髃、照海、丰隆。

[操作]透刺，行平补泻手法，每次取3～4穴，每日1～2次。

3）方法三

[取穴]主穴：内关、心俞、曲池、足三里、三阴交。配穴：风池、环跳、神门、通里。

[操作]采取平补平泻法，留针15～20分钟，12次为1个疗程。

4）方法四

[取穴]主穴：三阴交、足三里、内关，或太白、阳陵泉、丰隆。配穴：胸闷、前区痛者加郄门、膻中；头晕耳鸣者加太冲、风池；头闷者加太冲、率谷、百会。

[操作]除年老体弱者用平补平泻手法以外，其余均用泻法。留针 15 分钟，其间捻转 2 ～ 3 次，10 次为 1 个疗程。

5）方法五

[取穴]主穴：足三里、三阴交、内关。配穴：高血压配曲池、太冲；冠心病配心俞；糖尿病配脾俞、太溪。

[操作]均采用平补平泻手法，得气后留针 30 分钟，每间隔 5 分钟行针 1 次。隔日治疗 1 次，20 次为 1 个疗程。

（3）耳穴治疗

[取穴]双侧神门、内分泌、皮质、肾上腺、心、脑点、肝、胆。

[操作]选用王不留行籽以胶布将其固定于所选耳穴，每日多次按压。三餐后及晚睡前重点按压，以适度的压力刺激耳穴，贴压 4 天为 1 次，8 次为 1 个疗程。

6. 中药足浴治疗

（1）荷叶泽泻方

[组成]鲜荷叶 250g（干品 150g），泽泻 30g，橘皮 20g。

[制作]将以上 3 味切碎同入锅中，加水适量，煎煮 30 分钟，去渣取汁，与 3000mL 开水同入泡足桶中，先熏蒸后泡足。每次 15 ～ 20 分钟，每晚 1 次。20 天为 1 个疗程。

[功用]祛脂减肥，适用于痰湿内蕴的糖尿病合并高脂血症患者。

（2）陈葫芦山楂方

[组成]陈葫芦 100g，生山楂 30g，玉米须 60g。

[制作]将以上 3 味切碎同入锅中，加水适量，煎煮 30 分钟，去渣取汁，与 3000mL 开水同入泡足桶中。先熏蒸后泡足，每次 15 ～ 20 分钟，每晚 1 次。20 天为 1 个疗程。

[功用]祛脂减肥，适用于湿滞的糖尿病合并高脂血症患者。

（3）苍术莱菔子方

[组成]苍术 30g，莱菔子 50g，陈皮 80g。

[制作]将以上 3 味切碎同入锅中，加水适量，煎煮 30 分钟，去渣取汁，与 3000mL 开水同入泡足桶中。先熏蒸后泡足，每次 15 ～ 20 分钟，每晚 1 次。

20 天为 1 个疗程。

[功用] 祛脂减肥，适用于脾虚痰湿的糖尿病合并高脂血症患者。

（三）名医名家治疗经验

1. 符为民

符为民认为，本病常见以下 5 个证型。

（1）痰浊阻遏：症见形体肥胖，头昏，头重如裹，肢麻沉重，舌质红、苔黄腻，脉弦滑。治宜健脾化痰降脂。常用药物：半夏、茯苓、陈皮、山楂、竹茹、薏苡仁等。

（2）气滞络瘀：症见胸闷气短，胸胁胀痛，肢麻，舌质紫暗，有瘀点或瘀斑，脉沉涩。治宜理气活血降脂。常用药物：水蛭、丹参、川芎、白芍、赤芍、蒲黄、枳壳等。

（3）脾肾阳虚：症见形寒怕冷，面色淡白，神疲乏力，腰膝酸软，舌质淡、苔白腻，脉沉细。治宜健脾补肾降脂。常用药物：何首乌、女贞子、菟丝子、淫羊藿、杜仲、白术等。

（4）阴虚阳亢：症见头痛、头胀，头晕面赤，烦躁易怒，舌质红、苔黄，脉弦。治宜滋阴潜阳降脂。常用药物：天麻、石决明、牡蛎、生地黄、枸杞子、黄精、杜仲、桑寄生、牛膝等。

（5）肝肾阴虚：症见头晕耳鸣，手足心热，腰膝酸软，舌质红、少苔，脉细数。治宜滋肾养肝降脂。常见药物：枸杞子、山药、麦冬、生地黄、沙参、黄精、山茱萸、龟甲等。

除上述分 5 个证型施治以外，符为民从痰瘀入手，以活血化痰为法，自拟降脂排毒汤。

组成：水蛭 15g，川芎 12g，茯苓 10g，瓜蒌 15g，半夏 10g，泽泻 12g，山楂 20g，香附 10g。

主治：头晕头胀，手足心热，腰膝酸软，记忆力减退，胸闷心悸，全身不适，饮食尚可，大便秘结，夜寐欠安。舌质红，边有瘀斑，苔薄腻，脉弦滑。

加减：若肝肾阴虚者，加枸杞子、黄精；若脾肾阳虚者，加巴戟天、淫羊藿；若痰浊阻遏者，加胆南星、竹茹；若气滞络瘀者，加川芎、丹参、三七；若阴虚阳亢者，加天麻、牡蛎。

2. 浦家祚

组成：半夏10g，陈皮10g，甘草3g，泽泻10g，薏苡仁30g，茵陈蒿20g，瓜蒌15g，焦山楂10g，荷叶10g，郁金10g。

主治：头身困重，胸脘痞闷，或形体丰腴，头晕目眩，或口中黏腻，肢体麻木，舌苔白腻，脉弦滑。

加减：脾虚者加人参、白术、黄芪健脾益气；肾虚加何首乌、黄精、杜仲补肾益精；肝气郁结，肝阳上亢加决明子、钩藤清泄肝胆郁热；气滞血瘀加香附、丹参、赤芍、桃仁理气活血。

当痰浊标实征象已去，血脂降至正常范围后，浦家祚教授根据"治病必求其本"的原则，拟用补肾健脾法，以防痰浊滋生、浊脂升高，使血脂保持在正常范围。以脾虚为主者，用参苓白术散加焦山楂制成丸剂；肾虚为主者，用右归丸加何首乌制成丸剂长期服用。

3. 颜德馨

（1）病涉五脏，独重于脾：痰浊入血，是形成高脂血症的关键环节，脏腑功能紊乱是痰浊产生的内在原因。脾为生痰之源，其作用尤为重要。其余四脏产生痰浊的机制从根本上讲也导致脾失健运，从脾论治高脂血症寓有固本清源之意。临床上多用以下治法：①健脾：高脂血症患者，以嗜食肥甘、从事脑力劳动者居多。饮食偏嗜或工作劳累或思虑太过，损伤脾胃，脾失健运，痰浊内生。临床多见形体肥胖，倦怠乏力，中脘痞满，痰多，口中黏腻，舌淡体胖，边有齿痕，苔白腻或白滑，脉细缓。以苍术六君、苓桂术甘、五苓等加荷叶、藿香、佩兰等化裁。②疏肝：高脂血症患者发病或病情加重多与情志变化有关。肝失疏泄，横逆犯脾，脾土受病，运化失健，痰浊内生，血脂升高。症见头目眩晕，胸闷胁胀，情绪抑郁，腹胀便溏，气短乏力，肢体麻木，舌质淡或暗，苔白腻，脉弦滑等。以逍遥散化裁。肝火较甚，见面红目赤，口干舌燥，心烦，尿黄，便结，苔腻，脉弦，加钩藤、生地黄、龙胆草、泽泻、栀子、黄芩；两胁痛甚加延胡索；脘痛嗳气加姜半夏、紫苏梗。③通腑泄浊：脾胃为气机升降之枢纽，如果脾胃升清降浊功能失司，肠道失于通畅，不利于脂浊的排泄，脂浊进入血液从而引起血脂升高。症见面赤，烦热，口苦，尿黄，大便干结，舌质红，舌苔黄腻，脉弦滑。药用制大黄（里热重者用生大黄）、何首乌、虎杖、

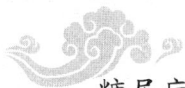

决明子、枳实等。湿热较甚加芳香化浊之品，如藿香、荷叶、石菖蒲、黄芩、连翘、茵陈蒿、车前子、滑石等；食积较甚加山楂、麦芽。

（2）痰瘀同治，调气为先：痰瘀，是高脂血症的主要病理产物。痰瘀停于血脉，血脉受损。法当痰瘀同治，善治痰瘀者必调其气，临床多用以下治法：①益气活血化痰：高脂血症伴心脑血管疾病者，多病程较长，虚象明显。瘀阻脉道虽与心气不足、肾气亏乏、肝郁气滞有关，但究其根本在于脾气虚。症见神疲乏力，心悸气短，胸痛，手足麻木，皮肤干燥，毛发干燥，毛发不密，舌暗，舌下络脉青紫或血黏指数明显增高。治以补气活血，化痰通络，药用黄芪、柴胡、葛根、当归、川芎、桃仁、红花、赤芍、丹参、地龙、何首乌、枸杞子、海藻、水蛭。③理气活血化瘀：高脂血症易引起心脑血管疾病，原因在于其病理产物痰瘀闭阻血脉、经络而形成诸病。症见眩晕较剧或头痛较烈，咳嗽较多，心胸压痛或绞痛而痛区固定不移，便秘，腹胀，食欲明显减退，肢体麻木、痉挛、肿胀或出现间歇性跛行，舌质紫或有瘀斑，舌苔厚腻，脉弦滑。方用柴胡疏肝散合导痰汤加蒲黄、白僵蚕、生山楂、丹参、虎杖。气滞血瘀较重，头痛，失眠，胸胁胀痛或刺痛，急躁易怒，唇暗，舌质紫暗或有瘀点瘀斑，脉弦涩或结代，加柴胡、青皮、陈皮、香附、郁金、川芎、降香、茺蔚子、姜黄、五灵脂、三七。

（3）颜氏降脂方：颜德馨教授抓住高脂血症以脾虚为本、痰瘀为标的特点，拟定颜氏降脂方，主药为黄芪、生蒲黄、海藻、水蛭、苍术、虎杖。

糖尿病合并高血压的管理

一、概述

（一）定义

高血压（hypertension）临床常见慢性病之一，是指以体循环动脉血压（收缩压和／或舒张压）增高为主要特征（收缩压 ≥ 140mmHg，舒张压 ≥ 90mmHg），可伴有心、脑、肾等器官的功能性或器质性损害的临床综合征。糖尿病合并高血压患者的诊断切点同样参考以上高血压诊断切点。

（二）病因

1. 遗传因素

大约 60% 的高血压患者有家族史，目前认为是多基因遗传所致，30% ～ 50% 的高血压患者有遗传背景。

2. 精神和环境因素

长期的精神紧张、激动、焦虑，受噪声或不良视觉刺激等因素也会引起高血压的发生。

3. 年龄因素

高血压的发病率有随着年龄增长而增高的趋势，40 岁以上者发病率高。

4. 生活习惯因素

膳食结构不合理，如摄入过多钠盐、低钾饮食、大量饮酒、摄入过多的饱和脂肪酸均可使血压升高。吸烟可加速动脉粥样硬化的过程，为高血压的危险因素。

5. 药物的影响

避孕药、激素、消炎止痛药等均可影响血压。

6. 其他疾病的影响

肥胖、糖尿病、睡眠呼吸暂停低通气综合征、甲状腺疾病、肾动脉狭窄、肾脏实质损害、肾上腺占位性病变、嗜铬细胞瘤、其他神经内分泌肿瘤等，均可导致高血压的发生。

（三）分类

临床上，高血压可分为两类。

1. 原发性高血压

原发性高血压是一种以血压升高为主要临床表现而病因尚未明确的独立疾病，占所有高血压患者的 90% 以上。

2. 继发性高血压

继发性高血压又称为症状性高血压，即高血压仅是某种疾病的临床表现之一，血压可暂时性或持久性升高。

（四）临床表现

高血压的症状因人而异。早期可能无症状或症状不明显，常见的是头晕、

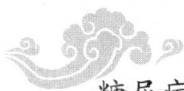

头痛、颈项板紧、疲劳、心悸等，仅仅会在劳累、精神紧张、情绪波动后发生血压升高，并在休息后恢复正常。随着病程延长，血压明显地持续升高，逐渐会出现各种症状，称为缓进型高血压。缓进型高血压常见的临床症状有头痛、头晕、注意力不集中、记忆力减退、肢体麻木、夜尿增多、心悸、胸闷、乏力等。高血压的症状与血压水平有一定关联，多数症状在紧张或劳累后可加重，清晨活动后血压可迅速升高，出现清晨高血压，导致心脑血管事件多发生在清晨。

当血压突然升高到一定程度时甚至会出现剧烈头痛、呕吐、心悸、眩晕等症状，严重时会发生神志不清、抽搐，这就属于急进型高血压和高血压危重症，多会在短期内发生严重的心、脑、肾等器官的损害和病变，如中风、心梗、肾衰等。症状与血压升高的水平并无一致的关系。

（五）检查

1. 体格检查

①正确测量血压：由于血压有波动性，且情绪激动、体力活动时会引起一时性的血压升高，故应至少 2 次在非同日静息状态下测得血压升高时方可诊断高血压，而血压值应以连续测量 3 次的平均值计。仔细的体格检查有助于发现继发性高血压线索和靶器官损害情况。②测量体重指数（BMI）、腰围及臀围。③检查四肢动脉搏动和神经系统体征，听诊颈动脉、胸主动脉、腹部动脉和股动脉有无杂音。④观察有无库欣病面容、神经纤维瘤性皮肤斑、甲状腺功能亢进性突眼征或下肢水肿。⑤全面的心肺检查。⑥全面详细了解患者病史。

2. 实验室及其他检查

实验室及其他检查可帮助判断高血压的病因及靶器官功能状态。常规检查项目有血常规、尿常规（包括蛋白、糖和尿沉渣镜检）、肾功能、血糖、血脂、血钾、超声心动图、心电图、胸部 X 线、眼底、动态血压监测等。

可根据需要和条件进一步检查眼底及颈动脉超声等。24 小时动态血压监测有助于判断血压升高的严重程度，了解血压昼夜节律，监测清晨血压，指导降压治疗及评价降压药物疗效。

（六）诊断

首先，患者符合 2 型糖尿病诊断；然后根据患者的病史、体格检查和实验室检查结果，可确诊高血压。诊断内容应包括：确定血压水平及高血压分级；

无合并其他心血管疾病危险因素；判断高血压的原因，明确有无继发性高血压；评估心、脑、肾等靶器官情况；判断患者出现心血管事件的危险程度。

目前，国内高血压的诊断采用2005年中国高血压治疗指南建议的标准（表17）。

表17 中国高血压治疗指南建议（2005年）

类别	收缩压（mmHg）	舒张压（mmHg）
正常血压	< 120	< 80
正常高值	120 ～ 139	80 ～ 89
高血压	≥ 140	≥ 90
1级高血压（轻度）	140 ～ 159	90 ～ 99
2级高血压（中度）	160 ～ 179	100 ～ 109
3级高血压（重度）	≥ 180	≥ 110
单纯收缩期高血压	≥ 140	< 90

如患者的收缩压与舒张压分属不同的级别时，则以较高的分级标准为准。单纯收缩期高血压也可按照收缩压水平分为1、2、3级。

高血压患者心血管危险分层标准见表18。

表18 高血压患者心血管危险分层标准

其他危险因素和病史	1级	2级	3级
无其他危险因素	低	中	高
1 ～ 2个危险因素	中	中	很高危
≥ 3个危险因素或糖尿病或靶器官损害	高	高	很高危
有并发症	很高危	很高危	很高危

（七）鉴别诊断

初诊高血压应鉴别是否为继发性高血压，常见有肾脏病、肾动脉狭窄、原发性醛固酮增多症、嗜铬细胞瘤引起的高血压等。大多数继发性高血压可通过原发病的治疗或手术得到改善。

二、西医治疗管理

高血压合并糖尿病提示多种心血管危险因素并存，心血管疾病事件及死亡

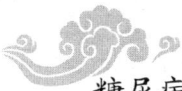

风险大大增加，至少是两者单独存在时的 2 倍。《中国高血压防治指南 2010》将合并糖尿病患者无论血压等级均列为很高危，糖耐量受损及空腹血糖异常则列为影响分层的心血管危险因素。当两病共存时，治疗原则应为多种危险因素同时干预，其中包括血压控制、降糖治疗、血脂调节、血栓预防及并发症治疗等。

1. 降压治疗对合并糖尿病的高血压的作用

对于 2 型糖尿病患者而言，合并高血压比例为 50% ～ 60%。已有多项临床研究证实，严格控制血压可显著降低糖尿病患者心血管事件及其他糖尿病并发症的发生。UKPDS 研究结果显示，糖尿病合并高血压患者收缩压每降低 10mmHg 糖尿病相关任何并发症风险下降 12%、死亡风险下降 15%；ADCANCE 研究显示，糖尿病患者药物治疗使平均血压降低 5.6/2.2mmHg，则患者微血管或大血管事件发生率可下降 9%、心血管死亡率下降 14%、全因死亡事件相对危险性减少 14%。由此可见，良好的血压控制是降低糖尿病患者，尤其合并高血压患者心血管事件发生和死亡风险的关键治疗措施。

2. 治疗原则

（1）改善生活行为：①减轻并控制体重。②减少钠盐摄入。③补充钙和钾盐。④减少脂肪摄入。⑤增加运动。⑥戒烟、限制饮酒。⑦减轻精神压力，保持心理平衡。

（2）血压控制标准个体化：由于病因不同，高血压发病机制不尽相同，临床用药分别对待，选择最合适药物和剂量，以获得最佳疗效。

（3）多重心血管危险因素协同控制：降压治疗后尽管血压控制在正常范围，血压升高以外的多种危险因素依然对预后产生重要影响。

3. 药物选择

对于血压在 130 ～ 139/80 ～ 89mmHg 范围内的糖尿病患者，可进行不超过 3 个月的非药物治疗，如血压不能达标，应予药物治疗。对于血压 ≥ 140/90mmHg 的患者，应在非药物治疗基础上立即开始药物治疗，对于伴微量白蛋白尿者应直接药物治疗。

药物选择首先考虑使用血管紧张素转换酶抑制剂（ACEI）或血管紧张素 Ⅱ 受体拮抗剂（ARB），理由是上述两类药物对糖尿病肾脏有更好的保护作用，且具有改善糖、脂代谢的特点。

血压达标通常需要 2 个或 2 个以上的药物联合治疗，联合治疗方案的选择应当以 ACEI 或 ARB 作为基础，但该两类药物不建议联合应用。用于控制血压时，可应用利尿剂、β 受体阻断剂或二氢吡啶类钙通道阻断剂，其中利尿剂和 β 受体阻断剂宜小剂量使用，反复低血糖发作患者注意慎用 β 受体阻断剂，以免掩盖低血糖症状。伴前列腺肥大且血压控制不佳的患者也可使用 α 受体阻断剂。

（1）降压药物种类：①利尿药。②β 受体阻断剂。③钙通道阻断剂。④血管紧张素转换酶抑制剂。⑤血管紧张素Ⅱ受体拮抗剂。

（2）治疗方案：大多数无并发症或合并症患者可以单独或者联合使用噻嗪类利尿剂、β 受体阻断剂等。治疗应从小剂量开始，逐步递增剂量。临床实际使用时，患者心血管危险因素状况、靶器官损害、并发症、合并症、降压疗效、不良反应等，都会影响降压药的选择。2 级高血压患者在开始时就可以采用两种降压药物联合治疗。

4. 预防

高血压是一种可防可控的疾病，对血压 130 ～ 139/85 ～ 89mmHg 正常高值阶段、超重或肥胖、长期高盐饮食、过量饮酒者应进行重点干预，定期健康体检，积极控制危险因素。

针对高血压患者，应定期随访和测量血压，尤其注意清晨血压的管理，积极治疗高血压（药物治疗与生活方式干预并举），减缓靶器官损害，预防心、脑、肾并发症的发生，降低致残率及死亡率。

三、饮食管理

合并糖尿病的高血压患者非药物治疗甚为重要，不仅是降压、降糖药物治疗的基础，同时作为心血管病危险因素的干预措施在治疗及预防心血管事件发生中发挥作用，其中包括医学营养（能量平衡、超重和肥胖的控制、饮食方式和宏量营养素的分配等）、限盐、戒烟、限制饮酒等。

1. 饮食推荐

（1）豆类：无论红小豆、绿豆、黄豆、黑豆、芸豆，只要是豆类含钾都十分丰富。大豆制品中的豆腐含钙和镁也较为丰富，故豆腐是高血压病人每天都应当吃的食物，成年人每日以 200 ～ 300g 为宜。而红豆、绿豆、芸豆搭配稻

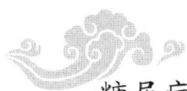

米、燕麦、小米、玉米等谷类食物做成五谷米饭、八宝粥、红豆汤、绿豆汤等，都非常好。

（2）食用菌：在美国，建议大众每天吃一点食用菌。这一建议非常适用于高血压人士。香菇、木耳中的钾、钙、镁含量都比较高，除此之外，还含有其他大量的植物化学物质和膳食纤维，都是高血压人士所需要的。

（3）绿叶蔬菜：芹菜有很好的降血压食疗功效，长期吃芹菜可以使血管平滑肌放松、血管扩张，进而调节血压。因为无论是钾、钙、镁，都在绿叶蔬菜中，而芹菜的确是绿叶蔬菜降血压的典型代表。通常越是颜色深的绿色蔬菜，钾、钙、镁含量越高，同一株蔬菜，叶子的颜色比杆茎深，自然有效成分含量也更高，吃芹菜一定要连同叶子一起吃。

（4）鱼：流行病学调查发现，每星期吃一次鱼比不吃鱼的人群，心脏病死亡率低。鲑鱼、金枪鱼、鲱鱼、鲭鱼、比目鱼等，含有丰富的有助于降低血压的 ω-3 脂肪酸等。

2. 饮食禁忌

（1）重口味饼干：由于糖、盐含量过高，建议还是少吃。

（2）高热量食物：葡萄糖、蔗糖、巧克力等，可诱发肥胖，肥胖者高血压发病率比正常体重者高。

（3）肉类：这类食品含脂肪高，虽然是高蛋白，但饱和脂肪酸含量很高，容易造成血液中血脂过高，诱发冠心病。

（4）多盐食物：盐的主要成分是氯化钠，钠潴留可引起细胞外液增加，心排出量增多，血压上升。因此，高血压患者应限制盐量的摄入。

（5）浓茶：高血压病患者忌饮浓茶，尤其是忌饮浓烈红茶。因为红茶中所含的茶碱最高，可以引起大脑兴奋、不安、失眠、心悸等不适，从而使血压上升。而饮清淡绿茶则有利于高血压病的治疗。

（6）狗肉：中医学认为，高血压病病因虽多，但大部分属阴虚阳亢。狗肉温肾助阳，能加重阴虚阳亢型高血压的病情。其他类型的高血压，或为肾阳虚、虚阳上扰，或痰火内积，或瘀血阻络等，食用狗肉或躁动浮阳或加重痰火或助火燥血，均对病情不利，故不宜食用。

（7）辛辣食物：辛辣和精细食物可使大便干燥难排，易导致人便秘结，患者排便时，会使腹压升高，血压骤升，诱发脑出血，故高血压患者禁用辛辣和精细食物。

（8）鸡汤：鸡汤中的胆固醇含量较高，故不能盲目地作为患者的营养品，否则只会进一步加重病情，对身体有害无益。

（9）酒：饮酒可使心率增快，血管收缩，血压升高，还可促使钙盐、胆固醇等沉积于血管壁，加速动脉硬化。大量、长期饮酒，更易诱发动脉硬化，加重高血压。因此，高血压患者应戒酒。

高血压的饮食对患者来说确实很关键，有着举足轻重的作用。高血压疾病的治疗是个长期的过程，非朝夕间就可以治愈的。高血压患者一定要多关注自己的日常饮食，合理饮食会起到降血压的作用。

四、运动管理

大量研究证明，运动训练可以使得大约75%的高血压病受试者血压下降。运动除了可以促进血液循环、降低胆固醇的生成以外，还能增强肌肉，预防骨骼与关节僵硬的发生，增加食欲，促进肠胃蠕动，预防便秘，改善睡眠。有氧运动是目前公认的降血压运动形式，如散步、慢跑、骑脚踏车、打太极拳、游泳等。

1. 在专业人员指导下运动

高血压患者在运动前，应经过体格检查、医学检查和运动负荷试验，确定适宜的运动强度，以保证体育健身活动的安全与有效。体格检查包括身高、体重、BMI、腰臀比、体脂率。医学检查包括与高血压病相关的系列医学检查，主要指空腹血液检查（血脂、胰岛素、血糖）、安静状态血压、心率、心电图。运动负荷试验可选择台阶试验、功率自行车或平板跑台测试，记录运动前和每级运动负荷后即刻血压、心电图。

2. 运动处方的制定

根据以上测试结果制定适合高血压病患者的运动处方。一般认为，运动干预以患者能否耐受运动为标准，只要患者能耐受的运动，就能对降低血压起积极的作用。

高血压的运动治疗方案集中强调在运动强度上，中、低强度的有氧运动还

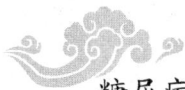

是最利于体脂燃烧的运动方式。

强度的选择上需结合上述医学检查和运动负荷试验结果，一般采用心率作为运动时强度监控指标，靶心率上限以心率储备的40%为界，但也要考虑个人血压和对运动耐受范围而调整，建议每隔1～2个月重测运动负荷试验，调整运动强度。

研究证实，每次运动持续40分钟以上才能取得良好的效果。建议高血压病患者每天保持一次1～2小时的有氧运动，保持良好的运动习惯，注意运动的循序渐进和持之以恒。

3. 运动禁忌

运动勿过量或太强太累，要采取循序渐进的方式增加活动量。注意周围环境气候，夏天避免中午艳阳高照的时间运动，冬天要注意保暖，以防中风。穿着舒适吸汗的衣服，选棉质衣料、穿运动鞋等是必要的。选择安全场所，如公园、学校等，勿在巷道、马路边运动。进行运动时，切勿空腹，以免发生低血糖，应在饭后2小时运动。生病或不舒服时应停止运动。饥饿时或饭后1小时内不宜做运动。运动中不可立即停止，要遵守运动程序的步骤。运动中有任何不适现象，应立即停止。

五、中医药治疗管理

本病属于中医学"头痛""眩晕""肝风"等范畴。《黄帝内经》中"诸风掉眩，皆属于肝"是对本病的最早认识。

（一）中医药治疗的优势

1. 症状改善明显

高血压的症状主要包括：①血压升高导致的不适：头晕、头痛、耳鸣、失眠、胸闷、心悸气短、健忘、腰酸乏力等。②靶器官（如心、脑、肾等）损害和相关疾病（如糖尿病、冠心病）症状，如伴左心衰竭时会出现呼吸困难、气短、胸闷、紫绀（嘴唇或指甲、皮肤发紫）等。西药治疗高血压，往往能很快使血压下降，甚至恢复正常，但在改善头晕、头痛等症状上效果欠佳。而中医药治疗是以辨证为基础的，强调整体治疗，症状改善比较理想。中医药治疗高血压不单着眼于血压的下降，更着眼于患者生活质量的提高。

2. 保护靶器官

治疗高血压，降压是一个很重要的目标，但是不能仅仅局限于降压，更重要的是在降压的同时，要预防心、脑、肾等靶器官的损害。因为靶器官受损引发的心衰、肾衰等往往比高血压本身更为致命。西药虽然疗效较高，但毒副反应较大；而中医药在对某些受损器官的逆转及并发症的防治方面有一定作用。例如，活血祛瘀中药丹参、三七、赤芍、牡丹皮等协同降压的同时，还可降低血液黏稠度，有预防及治疗中风的效果；又如黄芪可强心利尿，降压和降低尿蛋白，改善肾功能。而且，中药治疗高血压，通常从患者的具体病证出发，采用辨证论治的方法，以中药复方调整体内环境，改善血管内皮功能，使心、脑、肾、血管得到保护。

3. 与西药合用减除不良反应

中、西医治疗高血压各有优势，亦各有局限。临床实验证明，中西药合用疗效优于单用西药或单用中药。中医药治疗根本原则以平衡阴阳、调整气血运行为主。一般认为，中药近期疗效较低，而西药近期疗效较高，但毒副反应较大。中西药合用后，西药既可发挥近期疗效高的长处，又由于用量相应减少而减轻其毒副反应。中药的降压作用可提高近期疗效，又具有远期降压作用。因此，中西药合用治疗高血压，具有见效快、疗效高、不良反应少的优点。

例如，常用的钙通道阻断剂硝苯地平（心痛定），很多患者长期服用以后往往出现浮肿，就可以同时给予健脾利湿的中药白术、茯苓、猪苓、车前子等加以克服，使其浮肿消退。有些患者服用血管紧张素转换酶抑制剂（ACEI）类降压药（如开博通、洛丁新、一平苏等）会因出现咳嗽而不得不停药，对此可选用中药桑叶、桑白皮、百部、前胡、陈皮、蝉衣、佛耳草、川贝、象贝等疏风宣肺止咳；针对有的患者兼有咽痛等症状，还可以加用马勃、玄参等清热利咽。可见中西药合理联用，可以减轻或消除不良反应，达到"减副增效"的目的。

4. 降压平稳和缓

西药治疗高血压，常常有为达到目标血压而频繁加减药量等情况，故也常常出现血压波动幅度较大的现象。而中药降压作用缓和，稳定血压效果较好，如葛根、杜仲、野菊花、夏枯草（需注意观察肾功能）、玉米须、钩藤等，尤其适用于早期、老年高血压患者。较重的高血压病配合中药治疗，也可防止血

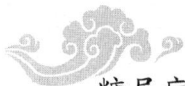

压较大波动。

5. 非药物治疗降压有效

有中医特色的非药物治疗方法包括气功、针灸、理疗、推拿等，这些治疗已被证实具有一定的降压作用。研究证明，在一定的穴位或部位给予针刺、推拿，有降低中枢神经系统兴奋性、增加一氧化氮含量等作用，对一些高血压患者有明显的降压作用。气功适用于各期高血压，能起到调整大脑皮层功能，降低交感神经兴奋性，降低升压反应，纠正人体机能失调，提高抗高血压的能力，不论单独运用还是配合药物治疗，均有较好效果。饮食疗法、药枕治疗亦是可取的。

（二）中药辨证论治

1. 肝热上冲

[症状] 多见于高血压初期，由于肝热炽盛，上冲头目所致。症见头痛头胀、面红耳赤、口苦咽干、耳鸣、恶热等，患者也自觉有烦热多怒、夜寐不安、大便秘结等。此类型的患者体格多壮实。

[治法] 泻肝清热。

[方药] 龙胆泻肝汤加减（龙胆草、栀子、黄芩、柴胡、生地黄、薄荷等）。

2. 肝风内动

[症状] 因肝热过盛，热极生风所致。患者不但头痛头晕，目眩耳鸣，甚至头重脚轻，站立不稳，行走欲仆，同时肢体有麻木、双手颤抖的症状，重症患者可有抽搐痉挛等高血压病的表现。

[治法] 平肝息风，清热泻火。

[方药] 羚角钩藤汤加减（羚羊角、钩藤、桑叶、菊花、茯神、生地黄、贝母、竹茹、白芍等）。

3. 肝胆郁热

[症状] 头晕头痛、口苦耳鸣、失眠多梦、恶心呕吐、心烦胁胀等。

[治法] 平肝温胆，不宜用寒凉药品，应因势利导，用平肝温胆，使之解除。

[方药] 蒿芩清胆汤加减（青蒿、黄芩、陈皮、法半夏、茯苓、枳实、竹茹、青黛、薄荷等）。

4. 阴虚阳亢

[症状] 头晕目眩、面赤耳鸣、心慌失眠、烦躁多怒、头重脚轻、腰膝酸软等，主要是由于肾水不足，肝失所养而成。

[治法] 这时的阳亢并不是真正的实证，治疗也不能直接对着阳亢，应采用苦寒平肝泻火的药物，只能养阴潜阳，壮水之主以制阳光。

[方药] 左归丸加减（山药、熟地黄、山茱萸、枸杞子、牛膝等）。

5. 肝肾阴虚

[症状] 阳亢的表现已不明显，主要呈现肝肾阴虚，症见头晕眼花、耳鸣，属于肝火引起的耳鸣声音较大，且伴有肝火实证其他证候，并伴有虚证的表现。

[治法] 滋肾水，养肝阴。

[方药] 滋水清肝饮加减（山药、山茱萸、熟地黄、泽泻、茯苓、牡丹皮、当归、白芍、柴胡、栀子、酸枣仁等）。

6. 肾阳不足

[症状] 此类患者，多见目眩耳鸣、腰膝无力、肢体畏寒，甚者下肢痿弱浮肿，小便不利而夜尿频，或有滑精、精液清冷的表现。

[治法] 温补肾阳。

[方药] 金匮肾气丸加减（肉桂、附子、山药、山茱萸、熟地黄、泽泻、茯苓、牡丹皮等）。

7. 阴阳两虚

[症状] 兼有阴虚和阳虚的证候，多见头晕目眩、阳痿早泄或月经失调等属于虚证者。要注意与上述证候全面分析，具体对待。不要认为阳痿早泄就是虚证，不仔细辨别就会搞错。阳痿早泄也同样有虚有实，青年人相火偏亢也会有阳痿早泄的表现，但不宜当作虚证来治。

[治法] 阴阳兼补。

[方药] 左归丸、右归丸合方加减（山药、熟地黄、山茱萸、枸杞、牛膝、附子、肉桂、茯苓、当归等）。

8. 心肾不足

[症状] 高血压已影响心脏，常见心慌、胸闷、气短、头晕耳鸣、腰腿酸软，以心动悸、脉结代为主要表现。

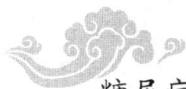

[治法] 调其营卫，培补心肾。

[方药] 炙甘草汤加减（炙甘草、生地黄、人参、大枣、阿胶、麦冬、麻仁、生姜、桂枝等）。

（三）中成药治疗

1. 安宫降压丸

[功效] 清热镇惊，平肝降压。

[适应证] 肝阳上亢型高血压，症见头晕目眩、脑涨项痛、心悸、失眠、多梦、易烦易躁等。

[用法] 每次 1 ～ 2 丸，每日 2 次。

2. 降压避风片

[功效] 清热平肝，降火。

[适应证] 肝火上炎型高血压，症见头痛、目赤、口苦、烦躁易怒等。

[用法] 每次 3 ～ 6 片，每日 2 次。本品是一种中西药配伍组方的中成药，含有利尿剂，请勿与西药利尿降压药合用，糖尿病者慎用。

3. 复方羚角降压片

[功效] 平肝抑阳。

[适应证] 肝阳上亢型高血压，头晕目眩、风气内动及有中风先兆等。

[用法] 每次 4 片，每日 3 次，空腹服。本品可预防脑卒中。

4. 降压灵片

[功效] 清热利水，平肝潜阳。

[适应证] 肝阳上亢型高血压，症见头痛、头晕、耳鸣、眼胀、烦躁易怒。

[用法] 每次 6 片，每日 3 次。

5. 降压袋泡茶

[功效] 清热泻火，平肝明目。

[适应证] 肝火上炎或肝火亢盛型高血压，症见头痛、目赤、面红、耳鸣、口苦、小便黄赤等。

[用法] 沸水泡饮，每次 1 袋，每日 3 次。本品是药品，不是保健品。

6. 降压丸

[功效] 清肝滋肾，泻火。

[适应证]肝阳上亢型或肝火上炎型高血压，症见头痛眩晕、耳鸣、腰痛等。

[用法]每次6g，每日3次。

7. 罗布麻降压片

[功效]平肝潜阳，息风活血。

[适应证]肝阳上亢型高血压，头晕头眩、动脉硬化和血脂升高等。

[用法]每次4～6片，每日3次。

8. 高血压速降丸

[功效]清热息风，平肝降逆。

[适应证]痰火壅盛型高血压，症见头晕目眩、头胀头痛、项强颈痛、颜面红赤、烦躁不宁、言语不清、步履不稳、知觉减退等。

[用法]每次20小丸，每日2次。

9. 牛黄降压丸

[功效]清心化痰，平肝泻火。

[适应证]痰火壅盛型高血压，症见头目晕眩、烦躁不安等。

[用法]小蜜丸，每次20丸，每日3次。

10. 山绿茶降压片

[功效]清热解毒，平肝潜阳。

[适应证]肝阳上亢型高血压、高脂血症，症见眩晕耳鸣、头痛头胀、心烦易怒、失眠多梦。

[用法]每次4片，每日3次。

11. 山楂降压片

[功效]滋阴平肝。

[适应证]阴虚阳亢型高血压，症见眩晕耳鸣、烦躁失眠、腰膝酸软、四肢麻木。

[用法]每次5片，每日3次。胃酸过多者不宜服用。

12. 脑立清

[功效]清肝泄热，平肝潜阳。

[适应证]肝阳上亢型高血压，症见眩晕耳鸣、头痛脑涨、心烦难眠、痰

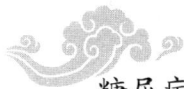

黏作呕等。

[用法]水丸，每次 10 粒，每日 3 次。孕妇忌用。

13. 菊明降压片

[功效]降压利尿。

[适应证]高血压病、慢性肾炎型高血压。

[用法]每次 6g，每日 3 次。

14. 镇心降压片

[功效]降压宁心。

[适应证]各型高血压。

[用法]每次 4 ~ 6 片，每日 3 次。

15. 脉君安片

[功效]平肝息风，解肌止痛。

[适应证]各型高血压。

[用法]每次 5 片，每日 3 次。本品含西药双氯噻嗪，勿与西药利尿剂同用。

（四）名医名家治疗经验

1. 严世芸

严世芸为全国名老中医、教授、博士研究生导师。他认为，高血压病属于中医学"眩晕""头痛""肝阳""中风"等范畴，与肝、肾两脏有关。体质的阴阳偏盛或偏虚，气血功能失调是发病的内在因素。本病的病机关键为情志不遂、饮食失节、内伤虚损引起阴阳气血平衡失调，病变部位主要在肝肾，兼及心脾。因病损脏器不同，其病理机制、临床表现亦有差异。

（1）平肝潜阳法：适用于肝阳上亢型患者，症见眩晕、耳鸣、头痛头胀、心烦易怒、失眠多梦、舌苔黄、脉弦滑。方选天麻钩藤饮加减：天麻、夜交藤、生石决明（先煎）各20g，钩藤（后下）、杜仲、牛膝、桑寄生各15g，白蒺藜、黄芩各12g，远志10g，水牛角粉（分吞）3g。肝火明显时，可与丹栀逍遥散合用。

（2）育阴潜阳法：适用于阴虚阳亢型患者，症见头痛眩晕、失眠健忘、腰膝酸软、五心烦热、舌质红苔少、脉弦细。自拟方：生地黄、熟地黄、生石决明（先煎）各 20g，麦冬、枸杞子、菊花、白蒺藜各 12g，钩藤（后下）、白芍各 15g，珍珠母（先煎）40g，天麻 20g。

（3）平肝温胆法：适用于肝胆郁热型患者，症见头晕头痛、口苦耳鸣、失眠多梦、心烦胁胀、脘腹痞闷或有呕恶、舌质红、苔黄腻、脉弦滑或滑数。方选黄连温胆汤加减：黄连、陈皮、甘草各 6g，半夏、枳壳、竹茹、胆南星各 12g，茯苓、钩藤（后下）各 15g，天麻、生石决明（先煎）各 20g。

（4）滋阴补阳，协调阴阳法：适用于阴阳两虚型、更年期综合征患者，症见头晕颧红、气短健忘、腰膝酸软、夜尿增多、男子阳痿、遗精、女子月经不调、舌淡、苔薄白、脉沉弱。此时治疗单以甘寒养阴则阳气益耗，纯用辛温助阳则阴气益伤，治疗以二仙汤加减：淫羊藿、生地黄、熟地黄各 20g，仙茅、巴戟天、知母、黄柏、当归各 12g。

2. 朱良春

朱良春教授为我国首届国医大师，先后师从于马惠卿、章次公先生，一生临证 70 余载，治学严谨，医术精湛，对内科杂病的诊治具有丰富的经验。朱良春教授临床对本病常用双降汤：水蛭 0.5 ～ 5g（粉碎，装入胶囊吞服），生黄芪、丹参、生山楂、豨莶草各 30g，广地龙、当归、赤芍、川芎各 10g，泽泻 18g，甘草 6g，水煎服，每日 1 剂。

对于高血压，以朱良春教授为代表的很多中医临床大家，在长期实践中发现，"气虚"是不可忽视的因素。可以说，气虚、血瘀、痰浊夹杂，乃是难治型高血压的一大根源。这是众多临床大家的共识。而双降汤就是根据这样的思路来拟设的。

首先，这里用了一味药——黄芪。黄芪健脾益气，是补气之佳品。它所要解决的就是根本的气虚问题。但是这里的一个关键问题，就是黄芪的用量。原方中黄芪用了 30g，可谓重用。对此，同为首届国医大师的邓铁涛先生曾经一语道破："黄芪，轻用升压，重用降压。"这黄芪的用法经验，弥足珍贵。

针对瘀血，要强力破瘀。用的是破血逐瘀的重药——水蛭和地龙。血瘀的产生，原因是血行不畅，故要活血方能化瘀，选用丹参、当归、赤芍、川芎四味药，都是活血动血、行血化瘀的常用药。

最后，豨莶草、泽泻、生山楂，降脂泄浊。如此一来，患者的气足，浊血

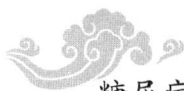

转化，瘀滞得以化解，血压自然下降。此方适合的是气虚兼血瘀痰浊互杂的高血压患者。此类患者因为痰浊在身，故身体容易肥胖；因为气虚，故乏力；因为气虚而运化失常，故患者常常口干；血压波动，居高不下，服药难以维持；因为气虚血瘀，故四肢麻木、视物模糊。这类人用此方，是比较适合的。

3. 黄春林

黄春林教授用加味天麻丸治疗本病。

组成：天麻 15g，川芎 10 ～ 30g，酸枣仁 20g，法半夏 10 ～ 15g。

功效：息风定眩，化痰通络。

主治：高血压病，属痰瘀阻络、虚风内动者。症见头晕或头颈痛为主，或伴心悸、恶心、呕吐等症，舌苔浊腻，脉弦或弦滑。

方中天麻息风止晕，如《本草纲目》所云："天麻乃定风草，故为治风之神药。"川芎为血中气药，善于活血通络，最适用于因瘀致虚、因虚致眩者；酸枣仁与天麻均有镇静安神作用，有利于消除眩晕症中的运动不稳定、不平衡感觉；法半夏则化痰降逆止呕，消除眩晕症中的恶心呕吐症状。全方共奏息风定眩、化痰通络之功。

另外，肝阳偏亢者，加钩藤、白蒺藜、蔓荆子各 15g，以平肝息风定眩；头项强痛者，加葛根 30g，羌活、延胡索各 15g，以解痉止痛；伴有上肢麻木者，加桂枝 10g，玉竹 20g，土鳖虫 6g 等，活血柔筋通痹；伴有心悸、恶心呕吐者，则加用苏梗、藿香各 15g，化浊降逆止呕；本方尚可佐以石菖蒲 10g 涤痰开窍、麦冬 15g 养心安神，并适当加入活血化瘀类药物改善血液循环，帮助消除症状。

历代医家有"无虚不作眩""无风不作眩""无痰不作眩"及"无瘀不作眩"的说法。颈椎病或高血压病的中医病机多因年老或早衰致肾精亏损，脑髓空虚，复因饮食失节、劳逸失当等致痰瘀阻滞颈脉或脑络，造成局部血流不畅、血虚生风，故发为眩晕。本方针对"虚""风""痰""瘀"4 种病理因素进行综合治疗，故疗效颇佳。

4. 张发荣

张发荣教授常用天麻钩藤饮加减。

组成：天麻，钩藤，石决明，山栀，黄芩，川牛膝，杜仲，益母草，桑寄生，首乌藤，茯神。

眩晕头痛剧者，可酌加羚羊角、龙骨、牡蛎等，以增强平肝潜阳息风之力；肝火盛，口苦面赤，心烦易怒者，加龙胆草、夏枯草，以加强清肝泻火之功；脉弦而细者，加生地黄、枸杞子、何首乌以滋补肝肾。

功效：平肝息风，清热活血，补益肝肾。

主治：高血压病，证属肝阳偏亢，肝风上扰者。症见头痛，眩晕，失眠多梦，或口苦面红，舌红苔黄，脉弦或数。

本方证由肝肾不足，肝阳偏亢，生风化热所致，证属本虚标实，而以标实为主。治以平肝熄风为主，佐以清热安神、补益肝肾之法。方中天麻、钩藤平肝熄风，为君药。石决明咸寒质重，功能平肝潜阳，并能除热明目，与君药合用，加强平肝熄风之力；川牛膝引血下行，并能活血利水，共为臣药。杜仲、寄生补益肝肾以治本；栀子、黄芩清肝降火，以折其亢阳；益母草合川牛膝活血利水，有利于平降肝阳；夜交藤、茯神宁心安神，均为佐药。各药配伍，共奏平肝熄风、清热活血、补益肝肾之功效。

2 型糖尿病合并肥胖的管理

扫码看视频

一、概述

（一）定义及流行病学

肥胖是指由于体内脂肪的体积和（或）脂肪细胞数量的增加导致体重增加，或体脂占体重的百分比异常增高，并在某些局部过多沉积脂肪，通常用体重指数（BMI）进行判定。

一般来说，个人肥胖往往是摄入的热量与消耗的热量不平衡造成的结果，单纯由于营养过度或能量消耗过少所造成的全身性脂肪过量积聚为单纯性肥胖症，继发于其他疾病如遗传性疾病、内分泌代谢疾病等的病理性肥胖称为继发性肥胖症。临床上单纯性肥胖症多见，继发性肥胖症所占比例甚少。肥胖症在美国已被定义为一种慢性疾病，属于生活方式医学范畴。近二十年来，我国超重和肥胖的患病率逐年增长，且有逐渐年轻化的趋势。相比体重正常人群，超

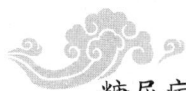

重和肥胖人群罹患心脑血管病、糖尿病、不孕不育、阻塞性睡眠呼吸暂停低通气综合征及胃食管反流性疾病的风险倍增，同时增加了许多常见肿瘤的发病风险，并带来心理和精神疾病。

肥胖和 2 型糖尿病关系密切，中国糖尿病患者的特点是超重和肥胖比例都很高，2007 ～ 2008 年中国糖尿病和代谢病的流行病学研究发现，中国超重与肥胖人群的糖尿病患病率分别为 12.8% 和 18.5%；而在糖尿病患者中超重比例为 41%、肥胖比例为 24.3%、腹型肥胖患者高达 45.4%，即在所调查的 2 型糖尿病患者中约有 2/3 的患者为超重或肥胖。

2 型糖尿病和肥胖有共同的发病机制，即胰岛素抵抗，在治疗上两者更是相互影响，互为因果，表现在大部分降糖治疗措施（如胰岛素和磺脲类降糖药）可加重患者肥胖程度，反过来肥胖又增加了胰岛素抵抗，进一步影响降糖治疗效果，使血糖难以达标。肥胖也是糖尿病肾脏病变的独立危险因素，可导致慢性肾脏病的进一步恶化。减轻体重有利于减少蛋白尿，延缓肾功能衰退进程。因此，针对 2 型糖尿病合并肥胖患者，在降糖的同时加强体重管理，对于预防糖尿病并发症、提高患者生活质量具有重要意义。

2 型糖尿病合并肥胖多以中医学"消渴""痰湿"证进行论治。

（二）2 型糖尿病合并肥胖的诊断

2 型糖尿病的诊断标准与分型参考 WHO 1999 年标准（见本书相关章节）；肥胖症诊断标准参考《中国成人肥胖症防治专家共识》和《中国 2 型糖尿病防治指南（2017 年版）》腹型肥胖的标准。符合两种疾病诊断的患者即可按照 2 型糖尿病合并肥胖进行管理（表 19）。

表 19　肥胖诊断标准

诊断标准	目标值		诊断标准	目标值
BMI（kg/m^2） 超重	≥ 24	或	腰围（cm）/ 腹型肥胖 男性	≥ 90
肥胖	≥ 28		女性	≥ 85

体重指数（BMI）：是指结合身高和体重用于判断人体超重 / 肥胖与否和程度的指数，计算公式为体重 / 身高的平方（kg/m²）。目前我国成人 BMI 的切点：18.5 ≤ BMI < 24 为正常体重范围，24 ≤ BMI < 28 为超重，BMI ≥ 28

为肥胖。

举例：一个人的身高为 1.75m，体重为 68kg，其 BMI=68/1.75^2=22.2（kg/m^2）

根据脂肪积聚部位的不同，可将肥胖的形态分为均匀性肥胖（全身性肥胖）和腹型肥胖（向心性肥胖）。腹型肥胖的诊断标准：腰围男性≥90cm，女性≥85cm。

腰围的测量方法：被测量者需身体直立，双臂自然下垂，平稳呼吸，两脚分开 25～30cm，保持与肩同宽，腹部放松，用一根没有弹性、最小刻度为 1mm 的软尺放在髂前上棘与第 12 肋骨下缘连线的中点（通常是腰部的天然最窄部位），沿水平方向围绕腹部一周，紧贴而不压迫皮肤，在正常呼气末测量腰围的长度，读数准确至 1mm。

二、西医治疗管理

1. 药物治疗

（1）总体治疗原则：①在选择降糖药物时，应优先考虑有利于减轻体重或对体重影响中性的药物。②需要胰岛素治疗的 2 型糖尿病合并肥胖患者，建议联合使用至少一种其他降糖药物，如二甲双胍、GLP-1 受体激动剂、α- 糖苷酶抑制剂、DPP-4 抑制剂等，从而减轻因胰岛素剂量过大而引起的体重增加。③体重控制仍不理想者，可短期或长期联合使用对糖代谢有改善作用且安全性良好的减肥药。

（2）2 型糖尿病合并肥胖患者在选择降糖药物时，应兼顾血糖和体重，尽可能选择降糖效果肯定、同时减轻或不增加体重的药物。

降糖同时增加体重的药物有胰岛素、噻唑烷二酮类、磺脲类药物。胰岛素仍是迄今为止最强有效的降糖药物，胰岛素的增重效应呈剂量依赖性和个体差异性，但不同胰岛素种类在增重方面有所差异，其中，基础胰岛素类似物——地特胰岛素具有体重增加较少的优势。

降糖同时减轻或不增加体重的降糖药物主要有 GLP-1 受体激动剂、二甲双胍、α- 糖苷酶抑制剂、DPP-4 抑制剂和 SGLT2i。其中，GLP-1 受体激动剂主要是通过激活 GLP-1 受体发挥作用，因其降糖作用具有葡萄糖浓度依赖

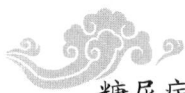

性，故低血糖发生率极低，且基线体重、腰围值越大，降低体重、缩小腰围的效果越显著。常用的 GLP-1 受体激动剂有艾塞那肽、利拉鲁肽。此外，利拉鲁肽在美国、加拿大、欧盟已经被正式批准为减肥药。

2. 代谢手术治疗

对于采取非手术治疗后减重或血糖控制效果不理想的 2 型糖尿病合并肥胖患者，可以考虑手术治疗。临床证据显示，代谢手术治疗可明显改善 2 型糖尿病合并肥胖患者的血糖控制，甚至可使一些患者的糖尿病"缓解"，尚能显著降低糖尿病大血管及微血管并发症的发生风险，明显改善肥胖相关疾病。此外，非糖尿病肥胖患者在接受手术治疗后发生糖尿病的风险也显著下降。近年来，国内外医学界已正式将减重手术列为治疗 2 型糖尿病合并肥胖的措施之一。严格选择患者及适合的手术方式，充分进行术前评估和术前准备，并加强术后随访和营养、运动指导，是提高手术治疗 2 型糖尿病有效性和安全性的关键。

（1）代谢手术治疗的适应证：年龄在 18 ~ 60 岁，一般状况较好，手术风险较低，经生活方式干预和各种药物治疗难以控制的 2 型糖尿病或伴发疾病（HbA1c>7%）的 2 型糖尿病患者。BMI ≥ 32，可行胃肠减重手术；BMI 在 25 ~ 28，因目前证据不足，暂不推荐为临床常规治疗方法。

（2）代谢手术治疗的禁忌证：滥用药物、酒精成瘾、患有难以控制的精神疾病患者，以及对减重手术的风险、益处、预期后果缺乏理解能力的患者，1 型糖尿病的患者，或胰岛 β 细胞功能已明显衰竭的 2 型糖尿病患者等。

（3）常用的代谢手术方式：主要有 4 种：腹腔镜袖状胃切除术、胃旁路术、腹腔镜下可调节胃束带术、胆胰旁路术。

三、饮食管理

（一）总的原则和要求（表 20）

1. 控制总能量。高于正常体重的 2 型糖尿病患者，推荐按照 25 ~ 30kcal/（kg·d）计算。能量限制应该考虑到个体化原则，根据患者身高、体重、性别、年龄、活动量、应激状况等调整为个体化能量标准；兼顾营养需求、体力活动强度、伴发疾病及原有饮食习惯。不推荐长期 < 800kcal/d 的极低能量膳食。

2. 培养营养均衡的膳食习惯，蛋白质摄入量占总能量的 15% ~ 20%、脂肪占总能量 30% 以下、碳水化合物占总能量的 45% ～ 60%。

3. 碳水化合物要注重食物品种的选择，不能单纯降低谷类主食量，以避免低血糖或酮症的发生。推荐增加低升糖指数食物的比例。

4. 不建议超重或肥胖人群长期食用高蛋白质膳食；乳清蛋白有助于促进胰岛素分泌、改善糖代谢和短期内减轻体重。

5. 应限制饱和脂肪酸与反式脂肪酸的摄入量，增加植物脂肪占总脂肪摄入的比例；膳食中宜增加富含 ω-3 多不饱和脂肪酸的植物油；每日胆固醇摄入量不宜超过 300mg。

6. 保证丰富的维生素、矿物质和膳食纤维的摄入，推荐每日膳食纤维摄入量为 25 ～ 30g 或 10 ～ 14g/1000kcal。

表 20　肥胖患者每千克标准体重所需热量表

劳动强度	举例	所需热量 [kcaL/（kg·d）]
卧床休息者	—	15
轻体力劳动者	办公室职员、教师、售货员、简单家务，或与其相当的活动量	20 ～ 25
中体力劳动者	学生、司机、外科医生、体育教师、一般农活，或与其相当的活动量	30
重体力劳动者	建筑工、搬运工、冶炼工、重的农活、运动员、舞蹈者，或与其相当的活动量	35

（二）几种不同的饮食治疗模式

1. 低热量饮食模式

低热量饮食有 3 种方式，分别为限热量平衡饮食（CRD）、间歇性禁食（IF）和禁食模拟饮食（FMD）。

（1）限热量平衡饮食（CRD）：CRD 可分为 3 种类型：①在目标摄入量基础上按一定比例递减（减少 30% ～ 50%）。②在目标摄入量基础上每日减少500kcal 左右。③每日供能 1000 ～ 1500kcal。

保证营养全面，而且三大营养素是按一定的比例摄入，蛋白质充足供给（1.2 ～ 1.5g/kg），使用大豆蛋白的减重效果更优，脂肪的比例以 20% ～ 30%为宜，碳水化合物的比例为 40% ～ 55%，增加蔬菜、水果、燕麦等富含膳食

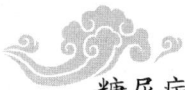

纤维的食物，适当补充维生素 D 制剂和钙可增强减重效果。而采用营养代餐模式的 CRD 更有助于减轻体重。每天只摄入 800 ~ 1500kcal 热量，形成能量负平衡，每周体重平均下降 0.4 ~ 0.5kg。

（2）间歇性禁食（IF）或称轻断食饮食模式：一般采取"5+2"模式，即 1 周 5 天正常进食，其他 2 天（非连续）则摄取平常的 1/4 能量（女性约为 500kcal/d，男性约为 600kcal/d）的饮食模式。

（3）禁食模拟饮食（FMD）：1 个月中有 5 天时间是限制热量的，第一天摄入正常热量的 50%，其余 4 天摄入正常热量的 10%。

多项研究表明，限热量平衡饮食（CRD）可有效降低体重、脂肪组织重量、内脏脂肪面积及动脉粥样硬化发生风险，可改善血糖，甚至可能延缓衰老。

轻断食饮食在减重及降低总胆固醇、低密度脂蛋白、血压等方面与限热量平衡饮食相似，但轻断食组降低空腹胰岛素、胰岛素抵抗更加明显。因此，2016 年《中国超重 / 肥胖医学营养治疗专家共识》将轻断食模式作为 B 级推荐，认为轻断食饮食模式有益于控制体重和改善代谢（证据级别 2b）；同时，可以增强糖尿病、心脑血管疾病及其他慢性疾病的治疗获益（证据级别 2a）。

注意：轻断食饮食对于孕妇、哺乳期妇女、儿童、65 岁以上的老年人、使用药物治疗的糖尿病患者、饮食障碍的患者（厌食症、神经性贪食）不适合。目前还不建议尝试禁食模拟饮食（FMD），因目前还在试验阶段，其方案复杂，有一定风险。

2. 低碳水化合物饮食模式

低碳水化合物饮食，即生酮饮食，是一种高脂肪、低碳水化合物，蛋白质及其他营养素合适的一种特殊的医学饮食配方。它模拟人体饥饿时的代谢状态，迫使机体利用脂肪作为首要能量来源的一种低碳水化合物饮食。

生酮饮食早期用于治疗儿童难治性癫痫，近年来其形式与内容得到不断改进与修正。这一饮食方案还应用于癌症、阿尔茨海默病的预防，近年来在内分泌代谢性疾病方面也发挥重要作用。在 20 世纪 90 年代，它作为一种有效的减肥、降脂的方式在美国倍受推崇。

（1）生酮饮食结构：与传统的饮食相比，生酮饮食主要是营养素比例上的变化。传统的饮食结构是以碳水化合物为主，如米饭、面条、包子、馒头等，这些大概会占到全天能量的 45% ～ 60%，脂肪的含量占 20% 左右。

生酮饮食则是以脂肪和蛋白质作为主要的食物来源，如肉类、鱼类、鸡蛋、奶酪、坚果、食用油类（橄榄油、椰子油）、牛油果、奶油等，占全天能量所需的 67% ～ 80%，碳水化合物降至人体需要的最低量，仅占 5%，在不影响人体正常发育的同时，起到治疗疾病的作用。

（2）生酮饮食减重和降糖的原理：正常情况下，饮食中的碳水化合物经消化吸收后直接转化为体内的葡萄糖，为身体各器官的正常功能运转提供燃料和能量，尤其是脑细胞。血糖的升高会刺激胰岛素释放，使多余的葡萄糖转化为糖原贮存起来。而当饮食中的碳水化合物极低且总热量不够时，身体误以为自己处于饥饿状态，胰岛素释放减少，糖原被消耗尽，肝脏将动员体内的脂肪，将其转化为中长链脂肪酸和各种酮体，代替葡萄糖来为各器官提供能量。血糖不升高的情况下，升高的酮体水平使身体处于"酮症"的状态。这也就是生酮饮食名称的来源。

由于缺乏需要胰岛素参与消化吸收的碳水化合物，在体重下降的同时，体内的胰岛素水平也会降低，胰岛素抵抗得以改善，从而降低了血糖。不少案例及国外研究证明了生酮饮食在减重、降糖、改善胰岛素抵抗方面有不错效果，尤其是在最初的 3 ～ 6 个月。

（3）生酮饮食的禁忌证及不良反应：①禁忌证：如肝肾功能不全、妊娠期、哺乳期、严重心脏病、患有精神病、抑郁症、蛋白质过敏、疾病发作期（痛风发作期、发热、急性胃肠炎）。②短期不良反应：低血糖、脱水、疲劳和头痛、呕吐、腹泻、便秘、嗜睡、厌食等。③长期不良反应：包括肾结石、高尿酸血症、转氨酶升高、非酒精性脂肪肝、全身葡萄糖不耐受、骨质疏松与低钙血症、中性粒细胞功能障碍、微量元素缺乏、低蛋白血症及生长障碍等。

对于符合生酮饮食适应证的 2 型糖尿病患者来说，也许是一个不错的选择。但必须先与医生、营养师沟通讨论，进行评估，切不可擅自尝试。此外，长期维持低碳水化合物，对大多数国人来说是不幸福的，在生酮饮食治疗后，再吃回主食，体重就有可能疯狂反弹。

3. 低脂饮食模式

低脂饮食主要通过减少食物中脂肪的含量，以达到减少热量摄入的目的，

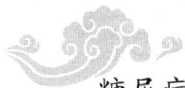

但不限制食物摄入总量。低脂饮食提倡"素多荤少，多果蔬、少肉"的原则，注意多摄取五谷杂粮、薯类和各类新鲜蔬菜、水果。多个研究的分析结果显示，低脂饮食会导致过大的热量差，减脂效果短期见效很快；此外，低脂饮食对于女性还有一个额外获益，饮食干预组的乳腺癌风险显著降低。

低脂饮食模式由于食物限制了脂肪和蛋白质，往往热量和营养素都摄入不足，并很难得到饱腹感，较多的碳水化合物摄入导致血糖波动大。恢复饮食后体重容易反弹，同时造成蛋白质缺乏和存在于肉、蛋、奶类的营养素缺乏并引发一系列不适，如视力降低、骨质疏松、易出血、精神差、注意力不集中等。

（三）制定个体化的减重饮食方案

在超重／肥胖患者中进行饮食干预可带来短期的减重、改善代谢指标等获益，低热量、低脂、低碳水化合物饮食 3 大类饮食干预模式效果不尽相同，同时也存在各自的弊端。随着治疗时间的延长，各种减重方案均存在体重"反弹"的难题。对饮食方案的依从性低是体重"反弹"增加的主要原因，机体基础代谢率降低等因素也参与其中。所谓"最好"的减重膳食应在专业的医生或营养师的指导下进行，鼓励肥胖个体选择最容易长期坚持的饮食方案。成功减重后，增加体力活动可以有效维持能量平衡，以提高长期依从性和成功率。

在减重方法中，饮食干预、限热量永远是主角，对于不同肥胖程度的患者可选用不同的饮食方案。

轻度肥胖患者，可采用低热量饮食（每天 1200kcal 以上），使摄入总热量低于消耗量，每月体量下降 0.5 ～ 1kg，使体量逐渐接近理想体量。

中度肥胖者，可采用低热量饮食，应限制总热量在每日 1200kcal 以下，蛋白质含量不低于 1g/（kg·d），或占总热量的 20%，可适当增加蔬菜量以满足饱食感，应尽量不吃甜食、油煎食物、巧克力等食品。使每月体重减轻 1 ～ 2kg。饮食治疗数周后应根据体量下降情况调整计划。

如经以上饮食控制数周体重仍不能降低者，可采用极低热量膳食，将每日总热量限制于 800kcal 以下，但热量过低可引起衰弱、脱发、抑郁，甚至心律失常，故这种低热量只适用于重度肥胖，而且不能超过 12 周，并定期进行血、尿常规与血生化及心电图检查，否则会给患者带来危险。极低热量饮食必须在医生监控下进行，每周可有效减轻体重 1.5 ～ 2.5kg。

短期减重效果最佳的是极低热量饮食方案，但就长期减重效果而言，这3种方案的差别不大。无论采用何种减重法，必须保证营养全面，而且三大营养素是按一定的比例摄入，否则减重就是减健康了。最近国外的研究及观测性研究的meta分析表明，碳水化合物消耗的能量百分比（平均48%）和死亡率之间呈现U型的联系，即碳水化合物占50%～55%能量的人群相关死亡率最低，而碳水化合物摄入的热量低于40%或高于70%，都会导致较高的死亡风险。

因此，要强调科学减重，为避免营养失衡，建议低热量饮食方案，均衡膳食，长期坚持。《中国糖尿病膳食指南（2017版）》指出：碳水化合物占45%～60%，并且全谷物、杂豆类占1/3；控制脂肪摄入，脂肪占20%～30%；蛋白质占15%～20%。

（四）培养良好的饮食行为习惯

1.吃饭要细嚼慢咽，细细品尝，千万不可"狼吞虎咽""风卷残云"；少吃多餐，可将一天的主食分为4～6餐，并尽量用部分粗粮替代，如玉米、怀山药、荞麦饼干等，这样可以防止饥饿太快。烧菜尽量味道淡一些，并挑一些需要花很多工夫才能吃得到的菜肴，如刀鱼清蒸（刺多而细）、清蒸螃蟹（壳多而肉少）等。

2.戒除不良饮食行为，如戒除饭后甜品或水果的习惯，可以用饭后跳舞、健身、打保龄球等来替代。不过量使用食用油，有些人以为植物油多吃不要紧，殊不知植物油的能量并不亚于动物油。等量的油脂所产生的能量是蛋白质、碳水化合物的2倍多。因此，炒菜用的植物油、黄油、奶油等都不可多用。

3.尽量亲手制作菜肴，在外用餐或吃别人做好的饭菜，由于味道好，往往难以控制食量，摄取的营养成分也难以获得平衡。如果自己准备材料在家中亲手制作，就能准确掌握每日之中吃什么和吃多少。

4.炒菜口味要淡，味道重的菜肴不仅吃菜吃得多，同时也会使胃口大开而饭量增加。这样无形中会加大减肥的难度。应多食海带、时鲜蔬菜、菌菇、干贝肉等，既可做到口味清淡又不失鲜美，也是减重饮食的诀窍之一。

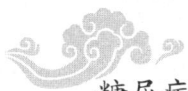

四、运动管理

肥胖的发生就环境因素来说，主要与饮食和活动减少有关，其中活动减少起着重要作用。相反，活跃的生活方式就能维持健康的体重。对于超重的成人，每天进行 45 ～ 60 分钟中等强度的运动就能有效预防肥胖。

对于糖尿病患者来说，合理运动可改善胰岛素敏感性、骨骼肌功能，改善代谢紊乱，对改善生活质量有正反馈作用。运动治疗应与饮食治疗同时进行，并长期坚持，才能发挥最大的运动治疗效果，否则体重不易下降，或下降后又容易反弹。

1. 运动治疗的原则

（1）运动治疗前进行医学评估，严格把握适应证和禁忌证。

（2）根据病程、严重程度、并发症等，并综合考虑年龄、家庭状况、运动习惯、文化背景等多种因素，制定个体化运动处方。运动处方应包括运动频率、运动强度、运动时间、运动类型和运动量 5 大要素。运动类型应以有氧运动为主，应遵循循序渐进和安全第一的原则。

（3）注意事项：运动前、后监测血糖，运动中需注意补充糖分（如糖水或甜饮料等）以预防低血糖，关键是自我监测与医师指导。如运动前血糖＜ 4.2mmol/L，或有低血糖反应，应降低降糖药物的使用剂量。2 型糖尿病合并肥胖患者，运动时应注意预防关节疼痛和不适。

2. 运动治疗的目标

建议患者每天进行 30 ～ 60 分钟中等强度的体力活动。如用心率来大致区分，进行中等强度体力活动时的心率为 100 ～ 120 次 / 分，低强度活动时则为 80 ～ 100 次 / 分。在控制血糖的基础上，对于超重患者应尽量使腰围达标，BMI 降至 24 以下；超重且腰围超标患者至少减重 3% ～ 5%。对于 HbA1c 已控制在 7% 以下的患者维持目前降糖方案；HbA1c 在 7% 以上的患者，在减重的同时调整降糖方案。

3. 运动方式的选择

运动方式的制定强调个性化原则，主要表现在运动强度和时间上的不同。研究表明，有氧运动和抗阻训练的混合运动对 2 型糖尿病患者的血糖控制效果更好，尤其对于血糖控制不良者。

所谓有氧运动是指慢跑、中速以上的步行、游泳、体操、爬山、跳高，以及全身肌肉都参与活动的中、低等强度的有氧体操（医疗体操、健身操、木兰拳、太极拳）、娱乐性球类活动（乒乓球、保龄球、羽毛球）等。此类运动能使人体在运动过程中大量地吸入氧气，增加肺活量，并可使交感神经兴奋，血浆胰岛素减少，而儿茶酚胺、胰高血糖素和生长素分泌增加，从而促进脂肪分解；同时，还能降低 6- 磷酸葡萄糖脱氢酶的活性，阻止游离脂肪酸的合成，又能使 α- 磷酸甘油脱氢酶的活性升高，降低血脂浓度。

运动方式应根据患者自身实际情况和喜好选择，强调多样性和趣味性。运动项目要和患者的年龄、病情、社会、经济、文化背景及体质相适应，并将有益的体力活动融入日常生活中。

4. 运动的强度

为确保锻炼安全有效，运动强度必须控制在已确定的有效范围之内，提倡患者进行中等强度及以下的运动。高强度运动一方面促使胰岛素拮抗激素分泌，导致血糖进一步升高；另一方面还促使血浆过氧化脂质增多，使机体处于氧化应激状态，反而不利于病情；而中等强度及以下运动能使肌肉有效利用葡萄糖和游离脂肪酸，有利于体内脂肪燃烧。以有氧运动为主，可适当辅以每周 2 ~ 3 次轻或中度抗阻训练，并且运动间隔时间不宜超过 3 天。

2 型糖尿病合并肥胖患者要注意运动强度宜偏低，运动时间宜适当延长。

5. 运动时间和频率

每次运动应有运动前的准备活动及运动后的放松活动。运动中有效心率的保持时间必须达到 10 ~ 30 分钟，每周至少进行有氧运动 150 分钟。当运动强度较大时，运动持续时间应相应缩短；强度较小时，运动持续时间则适当延长。对于年龄小、病情轻、体力好的患者，可采用前一种较大强度、短时间的运动，而年老者和肥胖者采用一种运动强度较小、持续时间较长的运动较为合适。

运动应该持之以恒，除了有氧运动以外，对无禁忌证的 2 型糖尿病患者鼓励每周进行 3 次抗阻训练。具体视运动量的大小而定，如果每次的运动量较大，可间隔一两天，但不要超过 3 天；如果每次运动量较小且患者身体允许，

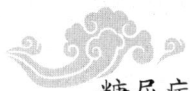

则每天坚持运动 1 次最为理想。

五、中医药治疗管理

（一）中成药治疗

1. 防风通圣丸

[功效] 解表通里，清热解毒。

[适应证] 实证的单纯性肥胖症伴大便秘结。

[用法] 每次 6 ～ 12g，每日 2 ～ 3 次。剂量依各人耐受情况可有所加减，以大便通畅、每日 1 ～ 2 次为要。

2. 降脂减肥片

[功效] 滋补肝肾，养益精血，扶正固本，通络定痛，健脾豁痰，明目生津，润肠通便。

[适应证] 各型高脂血症、单纯性肥胖等。

[用法] 每次 4 ～ 6 片，每日 3 次。

3. 参苓白术丸

[功效] 健脾、益气。

[适应证] 脾虚湿痰型肥胖症，症见体倦乏力、食少便溏。

[用法] 每次 6g，每日 3 次。

4. 一清胶囊

[功效] 清热燥湿，泻火解毒。

[适应证] 胃热湿阻、热重于湿的肥胖症伴大便秘结。

[用法] 每次 2 粒，每日 3 次。

（二）中医特色治疗

1. 体针治疗

辨证取穴：根据不同证型选择不同的腧穴。

脾虚湿阻者取阴陵泉、丰隆、足三里、三阴交；胃腑蕴热者取胃俞、内庭、曲池、足三里等；小肠实热者取小海、曲池、前谷、下巨虚；肠燥便结者取曲池、内庭、上巨虚、二间；肝气郁结者取太冲、期门、膻中、支沟、内关、三阴交等；脾肾阳虚者取关元、中脘、阴陵泉、水分等穴；阴虚内热者取支沟、三阴交。痰浊盛者配丰隆、足三里，夹瘀血者配血海等。

2. 穴位埋线治疗

[取穴] 水分、阴交、天枢、丰隆。

[功效] 健脾利湿，化痰和中，升清降浊，减肥强身。

[操作] 打开手术包，向弯盘中倒入少许生理盐水，将羊肠线置于其中泡软，剪成长 15～20cm 的若干段；暴露穴位并指切留痕后，穴处常规消毒，铺敷孔巾，用 1% 利多卡因表皮局麻，取一段羊肠线从磨平针芯尖部的 12 号腰穿针前端穿入，后接针芯，将腰穿针沿局麻针孔刺入，得气后边退针边推针芯，把羊肠线垂直埋入穴位内；查看针孔处无暴露羊肠线后用纱布贴敷针孔。每月埋线 1 次，3 次为 1 个疗程。

[注意事项] 注意血糖控制情况及消毒无菌操作，避免感染。

3. 腹针治疗

[取穴] 引气归原（中脘、下脘、气海、关元）、腹四关（滑肉门、外陵）、天枢、大横、气穴、上风湿点、太乙、水道，取穴皆为双侧。

[操作] 患者取仰卧位，充分暴露腹部，依照薄氏腹针取穴定位标准，用直尺在腹部量出所需穴位位置。测量之后，用 75% 乙醇常规皮肤消毒，用 0.18mm×40mm 一次性针灸针按针灸选穴顺序进针，进针时要避开毛孔、血管，进针后只捻转不提插或轻捻转慢提插。留针并使用 TDP 红光灯照射腹部 30 分钟，起针时按进针顺序起针，用干棉球按压穴位以防出血。隔日治疗 1 次，每周治疗 3 次，共治疗 3 周。

4. 耳针或耳穴贴压

（1）耳针

[取穴] 根据证型而有所不同。胃中蕴热者选外鼻（饥点）、脾、胃、神门、交感；小肠实热者取小肠、三焦、膀胱、内分泌、心；肠燥便结者选大肠、肺、便秘点、胃、三焦等；脾虚湿阻者取脾、胃、膀胱、三焦、内分泌、交感点；肝气郁结者取肝、胆、神门、皮质下、内分泌；脾肾阳虚者取肾、膀胱、三焦、皮质下、神门、输尿管、脾等。也可以脾、胃、口、食道、肾上腺为主穴，头晕头痛配缘中、交感、耳背沟；气短多汗配心、神门；便结配大肠；食欲亢进配饥点、渴点、三焦；嗜睡配神门、脑、内分泌、耳背沟；痰湿

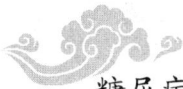

壅盛配三焦、肺、脾、交感。

[操作] 每次取穴 3 ~ 5 个，可单侧或双侧取穴，也可将相关穴位编组，交替使用。

（2）耳穴贴压

[取穴] 可选交感、胃、肺、神门；脾、饥点、胃、交感；肺、饥点、交感、内分泌等。

[操作] 可用胶布贴埋王不留行子或白芥子、莱菔子、绿豆、磁珠等。3 组穴位交替使用。每日饭前自行按压穴位 3 次，每次 5 分钟，3 ~ 5 天更换 1 次。

需要说明的是，单独应用耳针或耳穴压贴法疗效一般，若配合其他疗法可使疗效不同程度地提高。

5. 中药敷脐治疗

药用大黄、白术、茯苓、当归、陈皮、车前子、番泻叶适量，研细末，装瓶，治疗前取适量药末用酒调成糊状，敷于患者的脐部，外敷消毒纱布。每 2 天换药 1 次，连续治疗 1 个月为 1 个疗程。

6. 推拿按摩治疗

可根据不同部位及脂肪厚度选择不同的按摩方法。腹部按摩以按、摩、推、振法为主，可结合捏、拍手法。按摩前用热毛巾擦局部皮肤或在浴后局部涂减肥霜、减肥乳等以增加减重效果。女性臀部容易堆积脂肪，按摩手法以推、拿、拍、捏、按等为主，亦可配合减肥霜、减肥乳等则疗效更佳。每次 10 ~ 15 分钟，每日 2 ~ 3 次。

还可用点穴法：腹部可选中脘、下脘、天枢、气海、关元、足三里等；臀部、下肢可取环跳、委中、承山、昆仑等；上肢可选三肩穴、曲池、手三里、内关等；头面部可选百会、率谷、颊车、风池、太阳、合谷等穴。

另外，还可用各种按摩器械辅助治疗。

7. 药膳食疗

（1）薏苡仁粥

[原料] 薏苡仁 30g，粳米 50g。

[制作] 将薏苡仁、粳米洗净，放入锅内，加清水适量，武火煮沸后，文火煮成粥，或加白糖调成甜粥，随量食用。

[功用]适用于脾虚不运证。

（2）荷叶粥

[原料]鲜荷叶2张，粳米50g。

[制作]鲜荷叶煎汤去渣，加入粳米煮成稀粥，加砂糖少许即成。

[功用]适用于胃热湿阻证。

亦可用粳米50g，煮粥熟后加入荷花末（鲜荷花瓣阴干研细）20g，再煮沸1～2分钟温热服。

（3）冬瓜粥

[原料]冬瓜100g，大米50g。

[制作]冬瓜洗净切成块，加水煮成汤，放入大米煮成粥即可。

[功用]适用于痰湿内盛证。

（4）药茶

[原料]生荷叶30g，生山楂30g，决明子30g，白菊花15g，绿茶15g。

[制作]上药泡饮，每日1剂。

[功用]适用于肝郁气滞证。

8. 单方验方

（1）祛脂毒茶：生大黄10g，生山楂15g，泽泻10g，甘草5g，水煎服，代茶饮。适用于痰湿瘀滞型2型糖尿病合并肥胖者。

（2）天雁减肥茶：荷叶15g，车前草15g。每日1剂，水煎服。适用于火热较重的单纯性肥胖症。

（3）三花减肥茶：玫瑰花10g，茉莉花10g，代代花10g，川芎6g，荷叶10g。水煎服，每日1剂，适用于脾虚而胃火亢盛的单纯性肥胖症。

（4）宁脂片：白术10g，陈皮10g，法半夏10g，丹参15g。适用于痰浊内阻、瘀血阻滞的肥胖者。

（5）轻身降脂片：何首乌15g，黄芪15g，夏枯草10g，冬瓜皮20g。适用于脾肾虚弱、水湿内停的肥胖症。

（三）名医名家治疗经验

1. 丁学屏

丁学屏治疗肥胖病从脾论治，认为"脾土乃伤"是其共同的核心病机。在

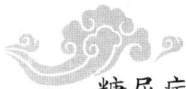

辨证论治时，既固护脾土，又兼顾气血津液的亏损、痰湿瘀浊与邪火的胶着，分为湿热并重（脂者）、痰浊壅盛（膏者）、痰瘀互结（肉者）3型。

（1）湿热并重型（脂者）：症见形体壮硕，面赤恶热，皮肤潮红多汗；饮食亢进，烦渴引饮；口苦易怒，夜寐不安；头晕；舌红苔黄腻，脉洪大有力。多发生于青壮年，饮食生活不规律者，多有高血压、糖脂代谢紊乱，腰臀比常>1，为高代谢性肥胖。

治以清热化湿，斡旋中州，宜清热渗湿汤为主方。

该方黄连、黄柏为君，其中黄连清心火，清热燥湿；黄柏泻膀胱火，利小便，除下焦湿肿；苍术、茯苓、薏苡仁、陈皮、泽泻等为臣药，淡渗利湿，复脾土运化之职；藿香、肉豆蔻、砂仁为佐，芳香醒脾，防苦寒燥烈之品伤及脾土。

（2）痰浊壅盛型（膏者）：症见形体漫肿而肌肤萎黄松软，皮肤少华，大腹便便，多赘肉；嗜卧少动，少言寡欲，动则气促；大便溏薄；舌淡胖、边有齿痕，苔厚腻，脉濡滑或沉弦。多见于先天禀赋不足或伴发于其他疾病后，久卧久坐者，临床多以腹型肥胖为主，表现为低代谢率、低激素水平，可伴有严重脂肪肝和其他代谢异常。

治宜蠲化痰浊，益气运脾，以鹿衔白术泽泻汤为主方，并常与生胃丸复合为用。

方中鹿衔草、泽泻重用，旨在蠲化痰浊，用以为君；苍术、白术、薏苡仁、茯苓、土茯苓、萆薢等为臣药，淡渗利湿化浊，使湿气下趋；辅以天南星、半夏曲、青皮、木香、槟榔、橘红、陈皮、枳壳、神曲，消积滞而畅气机，理气化痰，则中气健运。

（3）痰瘀互结型（肉者）：症见形体胖满，肤色晦暗，肌肤甲错或瘙痒；大腹膨出，晨起口苦，口渴咽燥且有秽气，口干喜饮，饮不解渴；痰多色白，纳呆；大便溏稀，小便多泡沫，病程长者多伴肢体麻木疼痛，阴雨天或夜间加重；舌胖质暗、苔腻或黄，脉沉弦或涩。此症可见于严重的糖、脂代谢紊乱。

法宜健脾益气，渗湿涤痰，活血化瘀，多以渗湿汤合消积保中丸为用。

方中白术、茯苓、猪苓、泽泻、苍术等淡渗利湿为君药，健脾土而化湿浊。白术甘苦性温，功在健脾燥湿；茯苓味甘而淡，药性平和，利水而不伤正；猪苓开腠理、利小便，与茯苓同功；泽泻渗湿热、行痰饮、利水之力强；紫草、茜草、泽兰、凌霄花、鬼箭羽、三棱、莪术、虎杖、葛根、金银花、槐花等破气疏瘀；紫草清热凉血活血、解毒透疹；凌霄花行血分，能去血中伏火；金银花善清心胃瘀热之毒，有透营转气之功；槐花凉血，还能疏皮肤风热；半夏、陈皮、白芥子理气健脾、利气豁痰，与黄连、夏枯草、厚朴联用，辛开苦降，复中气升降之机；香附、槟榔、木香、莱菔子、神曲、麦芽，开郁散气、消食和中，以助脾土健运之用。

2. 张发荣

张发荣教授认为，对于本病的发生，脾之运化固然重要，然脾与肾乃先、后天的关系，土非火不生，火非土不旺，脾胃之土必得肾中之火相生，而土乃坚刚，以消水谷。若肾中先天之火已耗尽无余，如炉中烬绝，益之薪炭，则热灰终难起焰。因此，特别强调肾之气化功能。

此外，带脉首尾相连环行一周，与常用的过脐水平量腰围的皮尺相似，且腹型肥胖者脂肪主要堆积于带脉经气流注部位，故察腰腹之外形即可揣测内隐带脉功能之强弱。所以，腰腹部膨隆胀满为主要表现者，当按带脉病论治。脾肾强，则腰脐之气利，带脉自然固护有力，诸经得以充养约束。反之，脏腑不和，阴阳气机失调，津液代谢输布障碍，化湿生痰成瘀，则出现一系列病症。所以，治疗上尤应注重补益脾肾，利腰脐之气，通调带脉以消脂减围。

3. 仝小林

仝小林教授提出 2 型糖尿病合并肥胖是由于过食肥甘，导致胃纳太过而脾运不及，积于中焦，形成中满，日久化热，以中满内热为核心病机，据此创立了"开郁清热法"。

脾胃同为中土，若长期过食肥甘，当脾胃功能尚健，可受纳运化之时，则生肥胖，此时多为实胖；超过脾胃的运化功能，食物不能及时腐熟运化，"肥则碍胃，甘则滞脾"，胃纳迟缓，脾运呆滞，气机不调，脾胃当升不升，当降不降，食积停滞于中，则腑气不畅，胃气阻滞，肠道壅塞；脾气不运，则湿浊内停，久之变为痰浊、痰湿或痰热，则土壅中满，入血则血浊，肥胖、血浊等由此而生。脾热致胃热，胃热则多食、多饮，肥胖不断加重，使脾胃内热更甚，形成恶性循环。

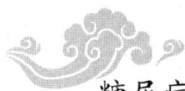

在临床上，2型糖尿病合并肥胖肝胃郁热证选用大柴胡汤；胆胃郁热证选用小柴胡汤；肠胃郁热证选用调胃承气汤；脾虚胃热证选六君子汤和玉女煎加减等。取大柴胡汤中柴胡、黄芩、半夏、白芍、枳实、大黄开郁清热，去生姜和大枣，加黄连、全瓜蒌增强开郁清热的力量。由于阴虚由痰热伤津所致，痰热去则津伤自复，故不养阴而阴自生，如一味滋阴反助湿生痰，致病情更加缠绵。

4. 唐咸玉

唐咸玉教授归纳临床所见，认为2型糖尿病合并肥胖患者多气虚、痰湿，或少动，或不节口欲，存在"脾虚湿滞"的体质基础；加上现代社会生活方式的改变及各种压力的增加，使肝失疏泄，导致气机不畅，亦在糖尿病发病中起关键作用。此外，通过文献研究及回顾性临床分析发现，脾虚、肝郁、气滞、痰湿均为2型糖尿病合并肥胖的高频中医证型，归纳总结出脾虚湿滞不仅是2型糖尿病合并肥胖患者的体质基础，更成为贯穿本病发生、发展乃至导致糖尿并发症的核心病机，而肝失疏泄、气机不畅是其重要发病条件，从而提出扶脾理肝法治疗本病。

扶脾固本，即从"后天之本"入手，强调正气亏虚在2型糖尿病合并肥胖发病中的主导作用，重在健脾、运脾以固护根本。扶脾的目的既是治疗糖尿病，也是治疗肥胖的体质因素，俾脾土运化得健，则湿浊痰瘀可去。扶脾包括了"健脾""运脾""醒脾"等手段，"健脾"还有补脾气、养脾阴、温脾阳之分，临床需要灵活运用，随症加减。

理肝法之根本在于调畅气机。肝有易郁、易火、易虚的特点，即以疏肝、清肝、养肝之法，使肝之条达顺畅，恢复其生理功能。肝气条达，气机调畅，则脾升胃降，肾藏肺降，升降有序，气血津液输布正常，血糖才能自然下降，病变从而得到控制。而气机调畅，则邪有去路，痰湿、水饮、瘀血等各种病理产物亦可随之而去。

临床具体用药：补脾气有人参、党参、黄芪、白术；养脾阴可选黄精、山药、扁豆；温脾阳有干姜、炒白术、熟附子；运脾可选用厚朴、苍术、茯苓；醒脾可选用木香、砂仁、佩兰、藿香；注意扶脾各法均有侧重，临床上不应截然分开，可联用使用。遣方上可选用四君子汤、理中丸、参苓白术散、补中益气汤加减。

疏肝之药可选木香、香附、五灵脂、芍药、青皮、川楝子等，肝火偏旺加炒黄连、栀子、赤芍、牡丹皮；养肝阴可选用生地黄、熟地黄、沙参、麦冬、当归、枸杞子、何首乌、女贞子、墨旱莲等。方可选逍遥散、小柴胡汤、加味四逆散之类，使枢机运转，气机开阖升降自如，而诸症自除。如此，气机得以正常运行，痰饮、瘀血等病理产物亦可随之而去。

5. 赵恒侠

赵恒侠教授拟经验方荷芪散治疗本病。

组成：荷叶 30g，黄芪 30g，何首乌 15g，决明子 30g，冬瓜皮 30g，石菖蒲 10g，苍术 10g，山药 15g，泽兰 15g，甘草 5g。

水煎煮，每日 1 剂，每剂 180mL，分 2 次口服（早晚饭后 0.5 ～ 1 小时）。

荷芪散以荷叶、黄芪为君药，荷叶利湿化瘀，祛痰利水，升发清阳；黄芪健脾益气，利水化湿。两者合用，为痰湿互结兼有脾虚之首选，共奏醒脾祛湿、行气化痰之功。何首乌具有滋阴功效，佐药决明子、冬瓜皮性寒凉，取"滋腻碍胃""寒凉伤胃"可抑制食欲的理论。

6. 朴春丽

朴春丽教授基于古人对肥胖的认识（肉人、肥人、膏人）及自身的诊疗经验，认为肥胖的病因为膏、浊，由膏、浊化生痰、湿、瘀、毒，而膏、浊、痰、湿、瘀、毒皆可阻碍气机的运行，气郁血瘀而化热，热则消烁津液，发为消渴。因此，归纳本病的病机为"六郁和络滞"。"六郁"是指以食郁为先导而形成的气郁、血郁、热郁、痰郁、湿郁的病机状态；"络滞"是由六郁交互作用而形成络脉郁滞的病机状态。治以"苦酸通调"连梅汤。

组成：黄连 20g，乌梅 20g，大黄 8g，干姜 6g。

每日 1 剂，水煎，分 2 次口服。

方中以黄连为君，其性大苦大寒，因消渴六郁化火，渐耗气阴，气因热而伤，苦可养气，取黄连苦寒之性以泄热，使邪去正安，其气自复，故为君药。乌梅、大黄为臣药，乌梅性味酸温，主收敛生津，与黄连相伍以苦酸制甜；大黄苦寒，助黄连泄热，并可除积行瘀。干姜辛温，辛通入络，合黄连辛开苦降以调畅气机，使郁滞得除；且可反佐黄连、大黄苦寒之弊，以顾护阳气，故为佐使。四药合用，苦、酸、辛并施，达到苦酸制甜、通调气机的目的。

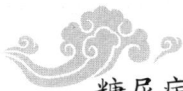

妊娠合并糖尿病的管理

一、概述

妊娠合并糖尿病包括孕前糖尿病（pre-gestational diabetes mellitus，PGDM）和妊娠期糖尿病（gestational diabetes mellitus，GDM）。

孕前糖尿病（PGDM）指孕前确诊的 1 型、2 型或特殊类型糖尿病。

妊娠期糖尿病（GDM）是指妊娠期间发生的不同程度的糖代谢异常，但血糖未达到显性糖尿病的水平，占孕期糖尿病的 80% ~ 90%。根据 2008 年高血糖与不良妊娠结局研究，以围产期不良结局增加 75% 的界值作为切点，国际妊娠合并糖尿病共识小组制定了新的 GDM 诊断切点，并于全球普遍应用。国内指南采用此标准：孕期任何时间行 75gOGTT：5.1mmol/L ≤空腹血糖＜ 7mmol/L，OGTT1h 血糖 ≥ 10mmol/L，8.5mmol/L ≤ OGTT2 h 血糖＜ 11.1mmol/L，上述血糖值之一达标即诊断 GDM。但孕早期单纯空腹血糖＞ 5.1mmol/L 不能诊断 GDM，需要随访。

妊娠期显性糖尿病，也称妊娠期间的糖尿病，指孕期任何时间被发现且达到非孕人群糖尿病诊断标准：空腹血糖≥ 7mmol/L 或糖负荷后 2h 血糖≥ 11.1mmol/L，或随机血糖≥ 11.1mmol/L。

二、西医治疗管理

1. 一般建议

（1）计划妊娠之前回顾如下病史：①糖尿病的病程。②急性并发症。③慢性并发症。④糖尿病治疗情况。⑤其他伴随疾病和治疗情况。⑥月经史、生育史、节育史。⑦家庭和工作单位的支持情况。

（2）了解糖尿病与妊娠之间的相互影响，评价血糖、HbA1c、血压、心电图、眼底、肝肾功能等指标；血压控制在 130/80mmHg 以下；加强糖尿病相关知识教育；戒烟。

（3）慢性并发症评价：孕前最有可能出现并发症的是病史＞ 5 年、血糖控制欠佳的 1 型糖尿病。糖尿病患者需在计划妊娠前评价是否存在并发症，如糖尿病性视网膜病变（DR）、糖尿病肾病（DN）、神经病变和心血管疾病等。已存在糖尿病慢性并发症者，妊娠期症状可能加重，需在妊娠期检查时重新评价。

2. 糖尿病并发症的评价

（1）DR：糖尿病患者计划妊娠或明确妊娠时应进行一次眼科检查，并评价可能加重或促使 DR 进展的危险因素。有适应证时，如增殖性 DR，采取激光治疗可减少 DR 病变加重的危险。妊娠期应密切随访眼底变化，直至产后 1 年。妊娠前及妊娠期良好的血糖控制，可避免病情发展。

（2）DN：妊娠可造成轻度 DN 患者暂时性肾功能减退。肾功能不全对胎儿的发育有不良影响；较严重的肾功能不全患者（血清肌酐 >265μmol/L），或内生肌酐清除率＜50mL/min 时，妊娠可对部分患者的肾功能造成永久性损害。因此，不建议这部分患者妊娠。DN 肾功能正常者，如果妊娠期血糖控制理想，对肾功能影响较小。

（3）糖尿病的其他并发症：糖尿病神经相关病变包括胃轻瘫、尿潴留及体位性低血压等，可进一步增加妊娠期间糖尿病管理的难度。如潜在的心血管疾病未被发现和处理，妊娠可增加患者的死亡风险，应在妊娠前仔细检查心血管疾病证据并予以处理。计划妊娠的糖尿病妇女的心功能应达到能够耐受运动试验的水平。

3. 妊娠前药物的合理应用

（1）妇女妊娠前应停用妊娠期禁忌药物，如血管紧张素转换酶抑制剂（ACEI）和血管紧张素Ⅱ受体拮抗剂（ARB）等。如果妊娠前应用 ACEI 治疗DN，一旦发现妊娠，应立即停用。产前咨询时应告知患者，妊娠前或妊娠期停用 ACEI 后蛋白尿可能会明显加重。

（2）糖尿病合并慢性高血压的孕妇，妊娠期血压控制目标为收缩压110～129mmHg、舒张压 65～79mmHg。现有证据表明，妊娠早期应用拉贝洛尔、钙通道阻断剂等药物，均不明显增加胎儿致畸风险，可在妊娠前及妊娠期应用。ACEI 类药物在妊娠早期应用，不增加胎儿先天性心脏病的发生风险，但妊娠中及晚期禁忌使用 ACEI 及 ARB。

（3）糖尿病患者妊娠前和妊娠早期应补充含叶酸的多种维生素。

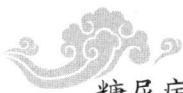

（4）应用二甲双胍的 2 型糖尿病患者，需考虑药物的可能益处或不良反应。如果患者愿意，可在医师指导下继续应用。

4. 妊娠前血糖控制

血糖控制不理想的糖尿病孕妇，妊娠早期流产及胎儿畸形发生风险明显增加。妊娠前后理想的血糖控制可显著降低上述风险，但目前尚无确切降低上述风险的血糖阈值标准。在不出现低血糖的前提下，空腹和餐后血糖尽可能接近正常，建议 HbA1c < 6.5% 时妊娠。应用胰岛素治疗者可 HbA1c < 7%，餐前血糖控制在 3.9 ～ 6.5mmol/L，餐后血糖在 8.5mmol/L 以下。

5. 高危人群的筛查

孕期高血糖危险人群包括有 GDM 史、巨大儿分娩史、肥胖、多囊卵巢综合征、一级亲属糖尿病家族史、早孕期空腹尿糖阳性者和无明显原因的多次自然流产史、胎儿畸形史及死胎史、新生儿呼吸窘迫综合征分娩史等患者。第一次产检即应筛查血糖，如果空腹血糖 ≥ 7mmol/L 和（或）随机血糖 ≥ 11.1mmol/L，或 75gOGTT2h 血糖 ≥ 11.1mmol/L，无"三多一少"症状者，不同日（应在 2 周内）重复测定，可诊断妊娠期显性糖尿病。具有 GDM 高危因素，如第一次产检评价血糖正常，则于孕 24 ～ 28 周行 75gOGTT，必要时孕晚期再次评价。

对非高危人群建议所有未曾评价血糖的孕妇于妊娠 24 ～ 28 周进行 75gOGTT 评价糖代谢状态。

6. 孕期降糖药物——胰岛素

（1）常用的胰岛素制剂及其特点：①超短效人胰岛素类似物：在我国，门冬胰岛素已被批准可用于妊娠期。其特点是起效迅速，药效维持时间短。具有最强或最佳的降低餐后血糖的作用，不易发生低血糖，用于控制餐后血糖水平。②短效胰岛素：其特点是起效快，剂量易于调整，可皮下、肌内和静脉注射使用。静脉注射胰岛素后能使血糖迅速下降，半衰期 5 ～ 6 分钟，故可用于抢救糖尿病酮症酸中毒。③中效胰岛素：是含有鱼精蛋白、短效胰岛素和锌离子的混悬液，只能皮下注射而不能静脉使用。注射后必须在组织中蛋白酶的分解作用下，将胰岛素与鱼精蛋白分离，释放出胰岛素再发挥生物学效应。其特点是起效慢，药效持续时间长，其降低血糖的强度弱于短效胰岛素。④长效胰岛素类似物：地特胰岛素也已经被我国批准应用于妊娠期，可用于控制夜间血糖和餐前血糖。妊娠期各种常用的胰岛素制剂及其作用特点见表21。

表21　常用胰岛素制剂的作用特点

胰岛素制剂	起效时间	作用达峰时间	有效作用时间	最长持续时间
超短效人胰岛素类似物	10～20分钟	30～90分钟	3～4小时	3～5小时
短效胰岛素	30～60分钟	2～3小时	3～6小时	7～8小时
中效胰岛素	2～4小时	6～10小时	10～16小时	14～18小时

（2）胰岛素应用时机：糖尿病孕妇经饮食治疗3～5天后，测定24小时的末梢血糖，包括夜间血糖、三餐前30分钟及三餐后2小时血糖及尿酮体。如果空腹或餐前血糖≥5.3mmol/L（95mg/dL），或餐后2小时血糖≥6.7mmol/L（120mg/dL），或调整饮食后出现饥饿性酮症，增加热量摄入后血糖又超过妊娠期标准者，应及时加用胰岛素治疗。

（3）胰岛素治疗方案：最符合生理要求的胰岛素治疗方案为基础胰岛素联合餐前超短效或短效胰岛素。基础胰岛素的替代作用可持续12～24小时，而餐前胰岛素起效快，持续时间短，有利于控制餐后血糖。应根据血糖监测结果，选择个体化的胰岛素治疗方案：①基础胰岛素治疗：选择中效胰岛素睡前皮下注射，适用于空腹血糖高的孕妇；睡前注射中效胰岛素后空腹血糖已经达标但晚餐前血糖控制不佳者，可选择早餐前和睡前2次注射，或者睡前注射长效胰岛素。②餐前超短效或短效胰岛素治疗：餐后血糖升高的孕妇，进餐时或餐前30分钟注射超短效或短效人胰岛素。③胰岛素联合治疗：中效胰岛素和超短效或短效胰岛素联合，是目前应用最普遍的一种方法，即三餐前注射短效胰岛素，睡前注射中效胰岛素。由于妊娠期餐后血糖升高显著，一般不推荐常规应用预混胰岛素。

（4）妊娠期胰岛素应用的注意事项：①胰岛素初始使用应从小剂量开始，每日0.3～0.8单位/千克体重。每天计划应用的胰岛素总量应分配到三餐前使用，分配原则是早餐前最多，中餐前最少，晚餐前用量居中。每次调整后观察2～3天判断疗效，每次以增减2～4单位或不超过胰岛素每天用量的20%为宜，直至达到血糖控制目标。②胰岛素治疗期间清晨或空腹高血糖的处理：

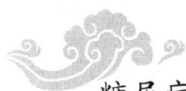

夜间胰岛素作用不足、黎明现象和 Somogyi 现象均可导致高血糖的发生。前两种情况必须在睡前增加中效胰岛素用量，而出现 Somogyi 现象时应减少睡前中效胰岛素的用量。③妊娠过程中机体对胰岛素需求的变化：妊娠中、晚期对胰岛素需要量有不同程度的增加；妊娠 32 ～ 36 周胰岛素需要量达高峰，妊娠 36 周后稍下降，应根据个体血糖监测结果，不断调整胰岛素用量。

7. 孕期降糖药物——口服降糖药

大多数 PGDM 孕妇通过生活方式的干预即可使血糖达标，不能达标的 PGDM 孕妇应首先推荐应用胰岛素控制血糖。目前，口服降糖药物二甲双胍和格列本脲在 PGDM 孕妇中应用的安全性和有效性不断被证实，但我国尚缺乏相关研究，且这两种口服降糖药均未纳入我国妊娠期治疗糖尿病的注册适应证。但考虑对于胰岛素用量较大或拒绝应用胰岛素的孕妇，应用上述口服降糖药物的潜在风险远远小于未控制的妊娠期高血糖本身对胎儿的危害。因此，在知情同意的基础上，部分 PGDM 孕妇可慎用。口服降糖药的分类及其特点见表 22。

表 22　口服降糖药的特点

药物名称	作用部位	胎盘通透性	乳汁分泌
格列本脲	胰腺	极少	未知
二甲双胍	肝、肌细胞、脂肪细胞	是	动物实验
阿卡波糖	小肠	未知	未知

（1）格列本脲：是临床应用最广泛的治疗 PGDM 的口服降糖药，作用靶器官为胰腺，99% 以蛋白结合形式存在，极少通过胎盘屏障。目前临床研究显示，妊娠中、晚期 PGDM 孕妇应用格列本脲与胰岛素治疗相比，疗效一致，但前者使用方便，且价格便宜。但用药后发生子痫前期和新生儿黄疸需光疗的风险升高，少部分孕妇有恶心、头痛及低血糖反应。

（2）二甲双胍：多项二甲双胍与胰岛素孕期应用的头对头研究证实了二甲双胍孕期应用的疗效及安全性，国内外针对二甲双胍的多个 Meta 分析提示，使用二甲双胍在控制餐后血糖、减少孕妇体重增加及新生儿严重低血糖的发生方面都有益处。但由于我国尚无二甲双胍孕期应用的适应证，且口服降糖药物用于孕期糖尿病仍缺乏长期安全性的数据，孕期不推荐使用口服降糖药。

生活方式干预＋二甲双胍即可控制血糖的育龄期2型糖尿病患者及胰岛素抵抗严重应用二甲双胍诱导排卵的多囊卵巢综合征患者，可在服用二甲双胍的基础上怀孕，怀孕后停用二甲双胍。如孕期有特殊原因需要继续服用二甲双胍的患者，应在充分告知孕期使用二甲双胍利弊的前提下，在胰岛素基础上加用二甲双胍。

8. 血糖及血压监测

（1）血糖监测：血糖控制稳定或不需要胰岛素治疗的 GDM 妇女，每周至少测定 1 次全天 4 点（空腹和三餐后 2 小时）血糖。其他患者酌情增加测定次数。持续葡萄糖监测适用于血糖欠佳的 PGDM。HbA1c 因孕中晚期红细胞转换速度加快，以及受妊娠期贫血影响，常常被低估，GDM 应用价值有限。PGDM 患者的 HbA1c，结果判定时需考虑影响因素。

（2）血压监测：妊娠期高血压疾病包括妊娠期高血压及慢性高血压合并妊娠，当收缩压 ≥ 140mmHg 和（或）舒张压 ≥ 90mmHg 时，可考虑降压药物治疗；收缩压 ≥ 160mmHg 和（或）舒张压 ≥ 110mmHg，必须降压药物治疗。常用口服降压药包括拉贝洛尔（每次 50 ～ 150mg，每日 3 ～ 4 次）、二氢吡啶类钙通道阻断剂、α 受体阻断剂酚妥拉明。但 ACEI 和 ARB 类药物孕期均不推荐使用。降压过程中需与产科医师密切合作，判断有无子痫前期或更重的妊娠期高血压疾病状态。

9. 妊娠期血糖控制目标与低血糖

（1）所有类型的孕期糖尿病血糖目标：空腹血糖＜ 5.3mmol/L、餐后 1 小时血糖＜ 7.8mmol/L；餐后 2 小时血糖＜ 6.7mmol/L。

（2）孕期血糖控制必须避免低血糖。1 型糖尿病低血糖风险最高，其次为 2 型糖尿病和妊娠期显性糖尿病，GDM 低血糖最少。孕期血糖＜ 4mmol/L 为血糖偏低，需调整治疗方案，血糖＜ 3mmol/L 必须给予即刻处理。

10. 孕期糖尿病产后管理

（1）孕期高血糖对母儿两代人的影响不因妊娠终止而结束。

（2）产后 GDM 停用胰岛素，PGDM 和妊娠期显性糖尿病胰岛素剂量至少

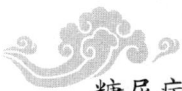

减少 1/3。

（3）鼓励母乳喂养。

（4）PGDM 产后管理同普通人群，妊娠期显性糖尿病产后需要重新评估糖尿病类型及糖代谢状态，GDM 需进行短期及长期随访，母儿两代人代谢相关疾病风险均明显增加。

（5）GDM 随访：产后 6 ～ 12 周行 75gOGTT 评估糖代谢状态。长期随访：GDM 产后 1 年再行 75gOGTT 评价糖代谢状态。之后的随访间期：无高危因素者 2 ～ 3 年 OGTT 筛查 1 次。

三、饮食管理

1. 医学营养治疗

医学营养治疗的目的是使糖尿病孕妇的血糖控制在正常范围，保证孕妇和胎儿的合理营养摄入，减少母儿并发症的发生。妊娠期间糖尿病妇女的饮食不像其他糖尿病患者那样严格控制，可适当放宽，一般在其他类型糖尿病患者饮食控制的基础上提高 20% ～ 30%。原则是保证整个妊娠期间体重增加不超过 9kg，体重增加不宜过快，一般保持每个月增加 1 ～ 2kg 即可；在妊娠的后3 个月，体重增加的速度可参见表 23。在妊娠期间出现体重增加过快、体重不变或减轻时，应及时向医生咨询，以调节饮食量。医学营养治疗和运动指导后，空腹血糖及餐后 2 小时血糖仍异常者，推荐及时应用胰岛素。

2. 营养摄入量推荐

（1）每日摄入总能量：应根据不同妊娠前体质量和妊娠期的体质量增长速度而定（见表 23）。虽然需要控制糖尿病孕妇每日摄入的总能量，但应避免能量限制过度，妊娠早期应保证不低于 1500kcal/d（1kcal=4.184kJ），妊娠晚期不低于 1800kcal/d。碳水化合物摄入不足可能导致酮症的发生，对孕妇和胎儿都会产生不利影响。

表 23　基于妊娠前体质指数推荐的孕妇每日能量摄入量及妊娠期体质量增长标准

妊娠前体质指数（kg/m²）	能量系数（kcal/kg）	平均能量*（kcal/d）	妊娠期体质增长值（kg）	妊娠中晚期每周体质量增长值（kg）	
				均数	范围
< 18.5	35 ~ 40	2000 ~ 2300	12.5 ~ 18	0.51	0.44 ~ 0.58
18.5 ~ 24.9	30 ~ 35	1800 ~ 2100	11.5 ~ 16	0.42	0.35 ~ 0.5
≥ 25	25 ~ 30	1500 ~ 1800	7 ~ 11.5	0.28	0.23 ~ 0.33

注：* 平均能量（kcal/d）= 能量系数（kcal/kg）× 理想体质量（kg）；1kcal=4.148kJ；对于我国常见身高的孕妇（150 ~ 175cm），可以参考理想体质量（kg）= 身高（cm）−105。身材过矮或过高孕妇需要根据患者的状况调整膳食能量推荐。妊娠中、晚期在上述基础上平均依次再增加约200kcal/d；妊娠早期平均体质量增加 0.5 ~ 2kg；多胎妊娠者，应在单胎基础上每日适当增加200kcal 的能量摄入。

（2）碳水化合物：推荐饮食碳水化合物摄入量以占总能量的50%～60%为宜，每日碳水化合物不低于150g 对维持妊娠期血糖正常更为合适，等量碳水化合物食物选择时可优先选择低血糖指数食物，无论采用碳水化合物计算法、食品交换份法或经验估算法，监测碳水化合物的摄入量是血糖控制达标的关键策略。当仅考虑碳水化合物总量时，血糖指数和血糖负荷可能更有助于血糖控制。在选择食物时，应注意以下几点：①以五谷、根茎及豆类为主要来源，尤其是膳食纤维较高的燕麦片、糙米和全麦面包更佳。②水果中的草莓、菠萝和猕猴桃等，因可溶性膳食纤维和矿物质含量高应优先选用；而香蕉、甘蔗、龙眼和葡萄，含糖量较高故不宜多吃。③绿叶蔬菜能提供大量维生素、矿物质和膳食纤维，既能调节孕妇的口味，适应孕妇的饮食习惯，又因含糖量低，故可不限量进食。④食糖、蜂蜜、巧克力、甜点心等双糖、单糖食物应尽量避免。

（3）蛋白质：妊娠时蛋白质的量一定要满足，推荐饮食蛋白质摄入量以占总能量的15% ～ 20% 为宜。因为蛋白质不仅是维持子宫和胎盘正常发育的重要营养物质，而且对胎儿的正常发育也非常重要。但需注意以下两点：①动物蛋白质是蛋白质的主要来源，如肉类及禽蛋类等。②植物蛋白质是人体所需的蛋白质，主要存在于豆类食物中，如 20g 左右的黄豆，其蛋白质含量相当于 1 个鸡蛋。1 个蛋黄胆固醇的含量高达 300mg，而黄豆中几乎没有胆固醇。植物蛋白质适宜糖尿病合并妊娠者。

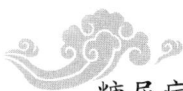

（4）脂肪：推荐饮食脂肪摄入量以占总能量的 25% ～ 30% 为宜，但应适当限制饱和脂肪酸含量高的食物，如动物油脂、红肉类、椰奶、全脂奶制品等。糖尿病孕妇饱和脂肪酸摄入量不应超过总摄入能量的 7%；而单不饱和脂肪酸如橄榄油、山茶油等，应占脂肪供能的 1/3 以上。减少反式脂肪酸摄入量可降低低密度脂蛋白胆固醇、增加高密度脂蛋白胆固醇的水平，故糖尿病孕妇应减少反式脂肪酸的摄入量。

（5）膳食纤维：膳食纤维是不产生能量的多糖，如水果中的果胶，海带、紫菜中的藻胶，某些豆类中的胍胶和魔芋粉等。其具有控制餐后血糖上升程度、改善葡萄糖耐量和降低血胆固醇的作用。推荐每日摄入量 25 ～ 30g。饮食中可多选用富含膳食纤维的燕麦片、荞麦面等粗杂粮，以及新鲜蔬菜、水果、藻类食物等。

（6）维生素及矿物质：妊娠期铁、叶酸和维生素 D 的需要量增加 1 倍，钙、磷、硫胺素、维生素 B 的需要量增加 33% ～ 50%，锌、核黄素的需要量增加 20% ～ 25%，维生素 A、B_{12}、C 及硒、钾、生物素、烟酸和每日总能量的需要量增加 18% 左右。因此，建议妊娠期有计划地增加富含维生素 B_6、钙、钾、铁、锌、铜的食物，如瘦肉、家禽、鱼、虾、奶制品、新鲜水果和蔬菜等。

（7）非营养性甜味剂的使用：美国糖尿病协会建议只有美国食品药品监督管理局（FDA）批准的非营养性甜味剂，孕妇才可以使用，并适度推荐。目前，相关研究非常有限。美国 FDA 批准的 5 种非营养性甜味剂分别是乙酰磺胺酸钾、阿斯巴甜、纽甜、食用糖精和三氯蔗糖。

（8）妊娠期的饮食禁忌：咖啡、茶和某些饮料含有大量咖啡因，咖啡因对心脏和中枢神经系统有刺激作用，故妊娠期不宜饮用。饮酒不仅会影响胎儿的发育，并对胎儿的智力产生不良影响，而且酒精对糖尿病的控制不利。因此，妊娠期必须戒酒。

3. 餐次的合理安排

少量多餐、定时定量进餐对血糖控制非常重要。早、中、晚三餐的能量应控制在每日摄入总能量的 10% ～ 15%、30%、30%，每次加餐的能量可以占 5% ～ 10%，有助于防止餐前过度饥饿。医学营养治疗过程应与胰岛素应用密切配合，防止发生低血糖。膳食计划必须实现个体化，应根据文化背景、生活方式、经济条件和受教育程度进行合理的膳食安排和相应的营养教育。

四、运动管理

1. 运动治疗的作用

运动疗法可降低妊娠期基础胰岛素抵抗，是 GDM 的综合治疗措施之一，每餐 30 分钟后进行中等强度的运动对母儿无不良影响。

2. 运动治疗的方法

选择一种低至中等强度的有氧运动（又称耐力运动），主要指由机体大肌肉群参加的持续性运动。步行是常用的简单有氧运动。

3. 运动的时间

可自 10 分钟开始，逐步延长至 30 分钟，其中可穿插必要的间歇，建议餐后运动。

4. 运动的频率

适宜的频率为每周 3 ~ 4 次。

5. 运动治疗的注意事项

（1）运动前行心电图检查以排除心脏疾患，并需确认是否存在大血管和微血管的并发症。

（2）GDM 运动疗法的禁忌证：1 型糖尿病合并妊娠、心脏病、视网膜病变、多胎妊娠、宫颈机能不全、先兆早产或流产、胎儿生长受限、前置胎盘、妊娠期高血压疾病等。

（3）防止低血糖反应和延迟性低血糖：进食 1 小时后再运动，每次运动时间控制在 30 ~ 40 分钟，运动后休息 3 分钟。血糖水平＜ 3.3mmol/L 或＞ 13.9mmol/L 者停止运动。运动时应随身携带饼干或糖果，有低血糖征兆时可及时食用。

（4）运动期间出现以下情况应及时就医：腹痛、阴道流血或流水、憋气、头晕眼花、严重头痛、胸痛、肌无力等。

（5）避免清晨空腹未注射胰岛素之前进行运动。

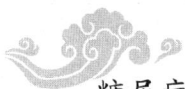

五、中医药治疗管理

（一）中成药治疗

糖尿病合并妊娠若血糖控制不佳对孕妇及胎儿近期和远期的危害极大，而治疗方法又比较单一和局限，故预防远重于治疗。中医"治未病"思想在妊娠期糖尿病防治中起着重要作用，可以做到未病先防、既病防止出现严重并发症。主要从辨证中药调理、饮食调节、精神调摄、体育锻炼等方面实施中医预防保健和干预。

中医古代文献中对此病无专题论述，在临床中多数医家根据消渴病和妊娠病等相关理论对其进行辨证论治。近年来，随着对 GDM 研究的不断深入，发现妊娠期母体内胰岛素抵抗（IR）是其发病的重要原因，增加胰岛素敏感性是治疗的有效方法之一。中药治疗 IR 和增加胰岛素敏感性的作用已被实验研究证实。中药有效成分如黄连素具有显著的降血糖效果，并能改善高脂饮食 IR 大鼠模型胰岛素敏感性，其作用强度与二甲双胍相似。现代中药药理学实验还证明了大黄、知母等药物的水提取液有增加胰岛素敏感性、改善 IR 状态的作用。在中药复方研究中，加味桃仁承气汤（又名三黄降糖方）可以改善患者 IR 状态，动物实验证明该方在使模型大鼠血糖下降、胰岛素敏感性指数上升的同时，使肝细胞胰岛素释放量明显升高，细胞膜胰岛素亲和力接近正常。此外，还有许多研究证实中药复方具有增加胰岛素敏感性、降低血糖等作用，如金芪降糖片、冯氏世良降糖散、周氏渴乐宁胶囊等。上述研究为中药治疗 GDM 提供了可能。

（二）中医特色治疗

体针、艾灸、耳针治疗可以改善妊娠合并糖尿病的胰岛素抵抗，增加胰岛素敏感性及缓解妊娠期间的恶心欲呕等不适，建议在内分泌科、产科医生评估病情后，请针灸科医生操作。

1. 体针

［取穴］肺俞、脾俞、胃俞、足三里、中脘、膈俞、太溪、曲池等。

［操作］以平补平泻的手法，每次留针 20 ~ 30 分，每日或隔日 1 次。10次为 1 个疗程，疗程间隔 5 天。

2. 艾灸

[取穴]胰俞、肺俞、脾俞、胃俞、足三里、肾俞、中脘、太溪、中脘等。

[操作]每次 5～6 穴位，用艾条灸 10～20 分，每日或隔日 1 次。

3. 耳针

[取穴]胰、内分泌、肺、胃、肾、足三里、饥点、渴点、膀胱。

[操作]埋针。

4. 药膳食疗

（1）砂仁鳝鱼丝

[原料]鳝鱼 250g，砂仁 5g，鹌鹑蛋 6 个，葱、姜、蒜末等调料各适量。

[制作]首先将鹌鹑蛋煮熟去皮，然后把砂仁用布包好放在锅里煮开，取汁备用，再将鳝鱼切成丝放在碗里，加上葱丝、姜丝、料酒、味精、盐搅拌均匀后，放在蒸锅里用大火蒸 15 分钟，然后取出鳝鱼丝里的姜丝，再把鳝鱼丝盛在盘中后，爆炒蒜末，再加入准备好的砂仁汁及白胡椒粉、水淀粉，待汤浓缩后浇在鳝鱼丝上，最后将鹌鹑蛋放在盘子周围即可食用。

[功用]具有健脾胃、补肝肾、调气血的功效，适合于妊娠合并各型糖尿病。

（2）菠菜银耳汤

[原料]菠菜 50g，银耳 10g。

[制作]菠菜去根头后洗干净，切段；银耳洗净后沥干水，加酒稍腌；姜及葱切丝。在锅内放在适量的水，先下菠菜，稍等片刻，放盐及葱，再放银耳煮片刻即可食用。

[功用]适用于糖尿病口渴多饮、大便干燥者。

（3）冬瓜肉片汤

[原料]冬瓜 250g，豆腐 100g，青椒 50g，猪肉片 100g，料酒、姜、蒜、盐、花椒、味精、芡粉等各适量。

[原料]将冬瓜切成片，豆腐切成小块，青椒切成碎粒，姜蒜少许剁成泥，用料酒、姜、蒜、盐、花椒、味精、芡粉腌制肉片，锅烧热后，先放少量的油，烧热后下青椒、姜、蒜，炸 10 秒后下肉片，把肉翻炒熟透为止，加适量水，烧开后倒进冬瓜片，煮 10 分钟左右，冬瓜快熟的时候加豆腐，冬瓜全熟

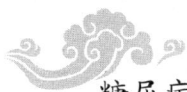

后，再加盐、花椒、味精即可。

[功用] 适用于糖尿病并发浮肿的患者。

（三）名医名家治疗经验

1. 分型辨证

中医学对妊娠期糖尿病的分型尚缺乏系统深入的研究，目前可检索到一些文献报道。张玉立对 204 例妊娠期糖尿病患者进行了证素辨证研究，认为 GDM 的中医证型包括肾气虚证、气阴两虚证、肾阴虚证、心肾不交证、心神阴虚证、脾阳虚证、肾阳虚证、胃气虚证、胃阴虚证等，其中最主要的中医证型为肾气虚证、气阴两虚证和肾阴虚证。付京喆调查研究了 90 名 GDM 患者，并对其进行了辨证分型，按从多到少的顺序排列：气阴两虚证＞肾气虚证＞心神阴虚证＞脾肾阳虚证＞心气阴虚证＞心肾不交。彭华杰分析了 40 名 GDM 患者的证型，认为其证型依次为痰（湿）热互结证＞热盛伤津证＞气阴两虚证。姚石安认为，妊娠期糖尿病主要分为阴虚火旺证和气阴两虚证。

2. 中药治疗

司徒蔼瑜在饮食营养指导的基础上加用七味白术散（党参、白术、茯苓、葛根各 20g，木香 10g，藿香、炙甘草各 5g）治疗脾虚型 GDM 患者 40 例，与单纯饮食控制的对照组相比，空腹血糖无明显差异，但餐后 2 小时血糖、糖化血红蛋白、甘油三酯、总胆固醇、高密度脂蛋白胆固醇及低密度脂蛋白胆固醇等指标有明显差异，说明该方能有效降低餐后血糖，改善脂质代谢，对脾虚 GDM 患者有较好的疗效。刘奕对 93 例 GDM 患者采用益气养阴组方（基本组方：生黄芪 60g，生地黄 30g，葛根 30g，知母 20g，枸杞子 10g，麦冬 20g，黄芩 10g，黄柏 10g，玉竹 20g）进行治疗，发现益气养阴组方能有效控制血糖，改善妊娠期糖尿病患者胰岛素抵抗程度，降低母婴不良围生结局发生率。许文娟采用中药组方（知母 12g，葛根 15g，麦冬 9g，黄芩 15g，杜仲 12g）结合运动饮食治疗 GDM 患者，实验结果证明，其治疗在减少 GDM 孕妇并发胎膜早破、子痫前期、剖宫产率、巨大胎儿、新生儿胎粪污染率方面明显高于对照组。